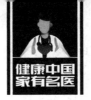

泌尿生殖系统感染性疾病诊断与治疗

总主编　王韬 教授

中国科普作家协会　医学科普创作专委会主任委员

主编 —— 王　洋　施国伟

U0202417

上海科学技术文献出版社

Shanghai Scientific and Technological Literature Press

图书在版编目（CIP）数据

泌尿生殖系统感染性疾病诊断与治疗 / 王洋，施国伟主编．
—上海：上海科学技术文献出版社，2023
（健康中国·家有名医丛书）
ISBN 978-7-5439-8603-9

Ⅰ．①泌⋯ Ⅱ．①王⋯②施⋯ Ⅲ．①泌尿生殖系统—感染—诊疗—普及读物 Ⅳ．① R691.3-49

中国版本图书馆 CIP 数据核字 (2022) 第 100046 号

选题策划：张　树
责任编辑：苏密娅
封面设计：留白文化

泌尿生殖系统感染性疾病诊断与治疗
MINIAO SHENGZHI XITONG GANRANXING JIBING ZHENDUAN YU ZHILIAO
主编　王　洋　施国伟
出版发行：上海科学技术文献出版社
地　　址：上海市长乐路 746 号
邮政编码：200040
经　　销：全国新华书店
印　　刷：商务印书馆上海印刷有限公司
开　　本：650mm×900mm　1/16
印　　张：16.5
字　　数：168 000
版　　次：2023 年 1 月第 1 版　2023 年 1 月第 1 次印刷
书　　号：ISBN 978-7-5439-8603-9
定　　价：48.00 元
http://www.sstlp.com

"健康中国·家有名医"丛书总主编简介

王 韬

上海市同济医院急诊医学部主任兼创伤中心主任，上海领军人才，全国创新争先奖状、国家科技进步奖二等奖获得者，国家健康科普专家库首批成员，中国科协辟谣平台专家，国家电影局科幻电影科学顾问，中国科普期刊分级目录专家委员会成员，中国科普作家协会医学科普创作专委会主任委员，中华医学会《健康世界》杂志执行副总编。

泌尿生殖系统感染性疾病诊断与治疗
作者简介

王 洋

副主任医师，医学博士。国际性医学学会及亚太性医学学会成员，上海市医学会男科专科分会委员，中国抗癌协会泌尿男生殖系肿瘤专业委员会委员及肿瘤微环境委员会青年委员。美国国立卫生研究院（NIH）访问学者。发表学术论文15篇，其中SCI论文8篇，主编专业书籍2本，授权专利3项。从事泌尿外科工作十余年，擅长泌尿系结石、肿瘤、感染性疾病以及男性性功能障碍、不育症、盆底疾病等的诊治。

施国伟

主任医师，硕士生导师。上海市医学会激光医学专科分会副主任委员，《中华男科学杂志》第六届编委，上海市施国伟劳模创新工作室创始人。擅长泌尿系结石、肿瘤、梗阻及盆底疾病的诊治。发表学术论文60余篇，SCI论文20余篇，主编著作4部，获得国家发明专利7项，实用新型专利50余项，实现转化2项。荣获"上海市先进工作者""闵行领军人才"称号，上海市医学科技成果奖三等奖1项，上海市优秀发明选拔赛银奖及国际发明展览会金奖。

"健康中国·家有名医"丛书编委会

丛书总主编：

王　韬　　上海市同济医院急诊医学部兼创伤中心主任、
　　　　　主任医师、教授

丛书副总主编：

方秉华　　上海市公共卫生临床中心党委书记、主任医师、教授
唐　芹　　中华医学会科普专家委员会副秘书长、研究员

丛书编委：

马　骏　　上海市同仁医院院长、主任医师
卢　炜　　浙江传媒学院电视艺术学院常务副院长、党委副书记
冯　辉　　上海中医药大学附属光华医院副院长、主任医师
许方蕾　　上海市同济医院护理部主任、主任护师
李本乾　　上海交通大学媒体与传播学院院长、教育部"长江学者"
　　　　　特聘教授
李江英　　上海市红十字会副会长
李春波　　上海交通大学医学院附属精神卫生中心副院长
　　　　　上海交通大学心理与行为科学研究院副院长、主任医师
吴晓东　　上海市医疗急救中心党委书记
汪　妍　　上海电力医院副院长、主任医师
汪　胜　　杭州师范大学护理学院党总支书记兼副院长、副教授
宋国明　　上海市第一人民医院党委副书记、纪委书记、副研究员
张春芳　　上海市浦东新区医疗急救中心副主任
张雯静　　上海市中医医院党委副书记、主任医师

苑 杰　　华北理工大学冀唐学院院长、主任医师、教授

罗 力　　复旦大学公共卫生学院党委书记、教授

周行涛　　复旦大学附属眼耳鼻喉科医院院长、主任医师、教授

唐 琼　　上海市计划生育协会专职副会长

陶敏芳　　上海市第八人民医院院长、主任医师、教授

桑 红　　长春市第六医院主任医师、教授

薄禄龙　　海军军医大学第一附属医院麻醉科副主任、副主任医师、
　　　　　副教授

本书编委会

主　编　王　洋　复旦大学附属上海市第五人民医院泌尿
外科副主任医师

施国伟　复旦大学附属上海市第五人民医院泌尿
外科主任、主任医师

编　委（按姓氏拼音首字母排序）

段先忠　云南省保山市第二人民医院泌尿外科主任医师

傅旭辰　复旦大学附属上海市第五人民医院泌尿外科副主
任医师

何家扬　复旦大学附属上海市第五人民医院泌尿外科主任
医师

施国伟　复旦大学附属上海市第五人民医院泌尿外科主
任、主任医师

屠民琦　复旦大学附属上海市第五人民医院泌尿外科副主
任医师

王　伟　复旦大学附属上海市第五人民医院泌尿外科副主
任医师

王　洋　复旦大学附属上海市第五人民医院泌尿外科副主任医师

王文章　复旦大学附属上海市第五人民医院泌尿外科主任医师

杨进程　云南省昭通市永善县人民医院外一科主治医师

张跃辉　复旦大学附属上海市第五人民医院泌尿外科主治医师

总　序

近日，中共中央办公厅、国务院办公厅印发了《关于新时代进一步加强科学技术普及工作的意见》，从加强科普能力建设、促进科普与科技创新协同发展等七个方面着重强调了科普是国家和社会普及科学技术知识、弘扬科学精神、传播科学思想、倡导科学方法的活动，是实现创新发展的重要基础性工作。这是对新时代科普工作提出新的明确要求，是推动新时代科普创新发展的重大契机。为响应号召，推进完成在科普发展导向上强化战略使命、发挥科技创新对科普工作的引领作用、发挥科普对于科技成果转化的促进作用的三大重要科普任务；促进我国科普事业蓬勃发展，营造热爱科学、崇尚创新的社会氛围，构建人类命运共同体，上海科学技术文献出版社特此策划推出"健康中国·家有名医丛书"。

健康是人最宝贵的财富，然而疾病是其绕不开的话题。随着社会发展，在人们物质水平提高的同时，这让更多人认识到健康的重要性，激发了全社会健康意识的觉醒。对健康的追求也有着更高的目标，不再局限于简单的治已病，而是更注重"未病先防、既病防变、愈后防复"。多方面的因素使得全民健康成为"热门"话题。

现代社会快节奏和高强度的生活方式，使我们常常处于亚健康状态。美食诱惑、运动不足、嗜好烟酒，往往导致肥胖，诱发高血压、高血脂、高血糖、高尿酸乃至冠心病、脑卒中，甚至损伤肺功能，造成肾功能衰退，而久病卧床又会造成肺炎、压疮、下肢血管栓塞等衍生疾病……凡此种种，严重影响人们的健康生活。

"经济要发展，健康要上去"，是每个老百姓的追求。"健康中

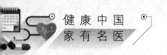
国"不是一个口号,也不是一串数字。人民健康是民族昌盛和国家富强的重要标志,健康是人们最具普遍意义的美好生活需要。该丛书遴选临床常见病、多发病,为广大读者提供一套随时可以查阅的医学科普读物。

这套丛书,为广大读者提供一份随时可以查阅的医学手册,帮助读者了解与疾病预防治疗相关的各类知识,探索疾病发生发展的脉络,为找寻最合适的治疗方法提供参考。为全社会健康保驾护航,让大众更加关注基础疾病的治疗,提高机体免疫力。在为患者答疑解惑的同时,也传递了重要的健康理念。

本丛书秉承上海科学技术文献出版社曾经出版的"挂号费"丛书理念,作为医学科普读物,为广大读者详细介绍了各类常见疾病发病情况,疾病的预防、治疗,生活中的饮食、调养,疾病之间的关系,治疗的误区,患者的日常注意事项等。其内容新颖、系统、实用,适合患者、患者家属及广大群众阅读,对医生临床实践也具有一定的参考价值。本丛书版式活泼大气、文字舒展,采用一问一答的形式,逻辑严密、条理清晰、方便阅读,便于读者理解;行文深入浅出,对晦涩难懂的术语采用通俗表达,降低阅读门槛,方便读者获取有效信息,是可以反复阅读、随时查询的家庭读物,宛若一位指掌可取的"家庭医生"。

本丛书诚邀上海各三甲医院专科医生担任主编撰稿,每册书十万余字,一病一书,精选最为常见和患者最为关心的内容,删繁就简,避免连篇累牍又突出重点。本套"健康中国·家有名医"丛书在 2020 年出版了第一辑 21 册,现在第二辑 27 册也顺利与广大读者见面了。

这是一份送给社会和大众的健康礼物,看到丛书出版,我甚是欣慰。衷心盼望丛书可以让大众更了解疾病、更重视健康、更懂得未病先防,为健康中国事业添砖加瓦。

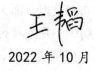

2022 年 10 月

前　言

　　泌尿生殖系统感染性疾病是泌尿外科常见的一系列疾病，俗称"尿路感染"。它之所以成为常见病，不仅因为在人的一生中任何时候都可能发生尿路感染，而且随着社会生活水平的不断提高，人的寿命在不断延长，使得患尿路感染的患者也日渐增多。随着我国人口老龄化趋势不断加速，老年人中的尿路感染问题应该引起社会的关注。再以女性为例，女性一生中的各个时期都会因为种种原因罹患尿路感染，成为一个很大的社会问题。随着社会的更加开放，与性活动有关的尿路感染问题也十分突出。凡此种种，都说明尿路感染是我们泌尿外科医生必须认真对待的临床问题。

　　应该说，尿路感染是一个老问题。不仅涉及泌尿外科领域，还涉及男性生殖健康问题，更涉及众多的临床科室（如内科、妇产科、肿瘤科、老年科等）。虽然岁月推移，但其诊断和治疗的原则基本没有变化。但恰恰是这些最基本的东西，却总是被人们歪曲、误解……一方面，随着医药事业的不断发展，新的抗生素不断涌现；另一方面，滥用抗生素造成的抗药、耐药的问题日见。成为"看病贵、看病难"这个难题中的一个难解之题。这个"难"字，不仅仅患者到医院看病难，而且医生给患者看病也难！医生可以比较容易地诊断尿路感染，但用什么药、怎么用、用多久？……患者指名点药，给不给？纠正这种不正常的现象，不仅需要医务工作者的努力，更需要得到社会及广大患者的理解和支持。

由于居民健康知识知晓率偏低，吸烟、过量饮酒、缺乏锻炼、不合理膳食等不健康生活方式比较普遍，由此引起的疾病问题日益突出。我们本着尊重客观规律、努力营造和谐医患关系的宗旨，试图通过本书将有关尿路感染的基本知识，包括病因、症状、诊断、治疗和预防等各个方面，用通俗的语言告诉读者，并尽可能将近年来国内外在尿路感染方面的最新进展囊括进来。期望能够对尿路感染的防治工作起到一定的促进作用，积极应对人口老龄化的同时，努力实现"把以治病为中心转变为以人民健康为中心"的新主旨。但由于作者的水平有限，书中不妥之处，敬请广大读者批评指正。

复旦大学附属上海市第五人民医院泌尿外科

王　洋

目　录

1　●　**基础知识篇**

1　○　什么是尿路感染

2　●　尿路感染的发病率如何

3　○　尿路感染容易发生在什么年龄

4　●　肾脏的形态与结构如何

4　○　肾脏的位置与毗邻如何

5　●　输尿管的形态与结构如何

7　○　输尿管的位置与毗邻如何

7　●　膀胱的形态与结构如何

8　○　膀胱的位置与毗邻如何

9　●　膀胱的功能是什么

10　○　前列腺的形态和位置如何

11　●　睾丸和附睾的解剖结构如何

12　○　睾丸和附睾的血供特点是什么

13　●　精囊腺在哪里，作用是什么

14　○　正常人的排尿动作是怎样完成的

15　●　尿路感染的途径有哪些

17　○　女性的一生中有哪几个阶段易患尿路感染

18　●　尿路感染会发生哪些病理改变

20　○　尿路对尿路感染有哪些自然防御机制

21　●　什么是无症状细菌尿

22　○　尿路感染有哪些特殊类型

22　●　什么是复杂性尿路感染,什么是非复杂性尿路感染

24　○　什么是生殖道衣原体感染

24　●　什么是尿源性脓毒血症

25　○　什么是绝经后泌尿生殖系统综合征

26　●　**病因篇**

26　○　泌尿系统的先天性畸形对尿路感染有什么影响

27　●　哪些致病菌可以引起尿路感染

27　○　细菌的致病力与宿主的抵抗力有什么关系

29　●　急性细菌性膀胱炎有哪些致病因素

30　○　慢性细菌性膀胱炎有哪些致病因素

30　●　什么是蜜月性膀胱炎

31　○　为什么女性较男性易得尿路感染

32　●　月经期为何易发尿路感染

33　○　尿石症与尿路感染有什么关系

35　●　尿路梗阻与尿路感染的关系如何

37　○　前列腺增生症对尿路感染有什么影响

37　●　尿道狭窄对尿路感染有什么影响

39　○　糖尿病对尿路感染有什么影响

40　●　免疫功能不全对尿路感染有什么影响

41　○　神经源性膀胱与尿路感染有什么关系

42　●　膀胱输尿管反流与尿路感染有什么关系

44 ○ 膀胱阴道瘘患者为什么容易得尿路感染

45 ● 膀胱直肠瘘患者为什么容易得尿路感染

45 ○ 妊娠对尿路感染有什么影响

47 ● 小儿尿路感染有什么特点

48 ○ 老年人为什么易患尿路感染

49 ● 长期卧床的患者为什么容易患尿路感染

49 ○ 为什么经常憋尿容易引起尿路感染

50 ● 膀胱内有异物为什么容易引起尿路感染

51 ○ 什么是医源性尿路感染

51 ● 有哪些医源性因素可以导致尿路感染

53 ○ 留置导尿的患者为什么容易得尿路感染

54 ● 尿道扩张后为什么会出现尿道热

55 ○ 为什么有些尿路感染经久不愈

57 ● 腺性膀胱炎的病因是什么

58 ○ 间质性膀胱炎的病因是什么

60 ● 有哪些途径可以导致泌尿生殖系结核

61 ○ 膀胱结核的发病因素有哪些

61 ● 膀胱结核是否一定合并肾结核

62 ○ 什么情况下会出现血精呢

62 ● 为什么更年期或绝经后的妇女容易反复尿路感染

63 ○ 泌尿生殖道感染人乳头瘤病毒有什么影响

65 ● **症状篇**

65 ○ 尿路感染有什么症状

66 ● 尿路感染可以合并哪些疾病

69　○　膀胱刺激症状是怎么一回事

70　●　尿路感染是否一定有症状

71　○　什么是尿频

72　●　什么是尿急

73　○　什么是尿痛

74　●　什么是尿线异常

76　○　什么是尿量异常

77　●　什么是尿液异常

80　○　什么是排尿困难和尿潴留

82　●　什么是尿失禁,尿失禁有哪几种类型

83　○　尿路感染时为什么会出现急迫性尿失禁

83　●　遗尿与尿失禁是不是一回事

84　○　什么是血尿

84　●　如何判断血尿的来源

86　○　有哪些疾病可以引起血尿

87　●　尿路感染患者为什么会出现血尿

87　○　什么是气尿

88　●　乳糜尿有哪些类型

88　○　精液发红是怎么回事

89　●　急性细菌性膀胱炎有哪些症状

89　○　慢性细菌性膀胱炎有哪些症状

89　●　间质性膀胱炎有哪些症状

90　○　滤泡性膀胱炎有哪些症状

90　●　腺性膀胱炎有哪些症状

90　○　放射性膀胱炎有哪些症状

91　●　出血性膀胱炎有哪些症状

91　○　慢性前列腺炎有哪些症状

92　●　前列腺脓肿有哪些症状

92　○　肾结核有哪些临床表现

94　●　膀胱结核有哪些临床表现

95　○　膀胱结核时为什么会发生膀胱挛缩

96　●　**诊断篇**

96　○　尿路感染的诊断标准是什么

97　●　为什么要对泌尿系感染进行定位诊断

98　○　如何鉴别上、下尿路感染

101　●　对血尿的诊断应注意哪些问题

102　○　如何进行肾脏的体格检查

103　●　如何进行输尿管的体格检查

103　○　如何进行膀胱的体格检查

104　●　如何进行男性外生殖器的体格检查

106　○　如何进行前列腺的体格检查

107　●　尿常规检查有哪些项目,尿常规检查有什么意义

109　○　尿三杯检查有什么意义

110　●　如何留取清洁中段尿标本

110　○　尿液的细菌学检查对尿路感染的诊断有何意义

111　●　尿培养检查前要注意哪些问题

112　○　怎样进行尿道分泌物的检查

113　●　尿路感染在什么情况下才需要进行膀胱镜检查

114 　膀胱镜检查是否很痛苦,检查前要做哪些准备

115 　膀胱镜检查有哪些并发症

116 　B超检查在尿路感染诊断中有什么作用

117 　排泄性尿路造影对诊断尿路感染有何意义

117 　膀胱造影对诊断尿路感染有何意义

118 　CT检查在尿路感染诊断中有哪些作用

119 　MRI检查在尿路感染诊断中有哪些作用

120 　什么是尿动力学检查,尿动力学检查有哪些内容

120 　什么是尿流率测定,尿流率测定有何临床意义

121 　什么是膀胱压力测定,膀胱压力测定有何临床意义

122 　什么是压力-流率同步测定

123 　尿路感染容易与哪些疾病相混淆

124 　怎样诊断急性肾盂肾炎

125 　怎样诊断慢性肾盂肾炎

126 　怎样诊断黄色肉芽肿性肾盂肾炎

128 　怎样诊断肾皮质化脓性感染

129 　怎样诊断脓肾

130 　怎样诊断坏死性肾乳头炎

131 　怎样诊断肾周围炎与肾周围脓肿

132 　怎样诊断输尿管炎

133 　如何诊断急性细菌性膀胱炎

134 　如何诊断慢性细菌性膀胱炎

135 　如何诊断间质性膀胱炎

136 　如何诊断腺性膀胱炎

138 如何诊断出血性膀胱炎

138 如何诊断嗜酸细胞性膀胱炎

139 如何诊断急性细菌性前列腺炎

140 如何诊断慢性细菌性前列腺炎

141 如何诊断非细菌性前列腺炎

142 什么是前列腺痛

143 如何诊断前列腺脓肿

143 如何诊断尿道的非特异性感染

145 如何诊断尿道炎

146 如何诊断真菌性尿道炎

146 如何诊断滴虫性尿道炎

147 如何诊断尿道口炎

148 如何诊断精囊炎

149 如何诊断尿道旁腺炎

149 如何诊断尿道球腺炎

150 如何诊断急性化脓性睾丸炎

151 如何诊断腮腺炎性睾丸炎

152 如何诊断急性附睾炎

152 如何诊断慢性附睾炎

153 如何诊断阴茎头包皮炎

154 怎样诊断泌尿系统结核

155 怎样诊断肾结核

159 什么是肾自截,自截肾为什么还要手术

160 怎样诊断输尿管结核

161　如何诊断膀胱结核

162　怎样诊断前列腺结核

163　怎样诊断尿道结核

164　怎样诊断附睾结核

164　怎样诊断尿源性脓毒血症

166　**治疗篇**

166　尿路感染的治疗原则是什么

167　无症状细菌尿需要治疗吗

167　对尿路感染患者应该怎样合理应用抗生素

170　治疗尿路感染常用的抗菌药物有哪些

171　头孢类抗生素有哪些

172　喹诺酮类药物有哪些

172　氨基糖苷类药物有哪些

173　如何治疗更年期、绝经后妇女的尿路感染

174　怎样治疗妊娠期尿路感染

175　复查尿常规正常是否意味着治愈

175　尿路感染的患者究竟要吃多长时间的药

177　治疗尿路感染是不是一定需要输液

177　中成药能否治愈尿路感染

178　哪些中成药可用于治疗尿路感染

178　怎样治疗急性肾盂肾炎

180　怎样治疗慢性肾盂肾炎

181　怎样治疗黄色肉芽肿性肾盂肾炎

181　怎样治疗肾皮质化脓性感染

182 ○ 怎样治疗脓肾

183 ● 怎样治疗坏死性肾乳头炎

184 ○ 怎样治疗肾周围炎与肾周围脓肿

184 ● 怎样治疗输尿管炎

185 ○ 急性细菌性膀胱炎如何治疗

186 ● 慢性细菌性膀胱炎如何治疗

186 ○ 怎样治疗间质性膀胱炎

189 ● 怎样治疗腺性膀胱炎

190 ○ 怎样治疗出血性膀胱炎

191 ● 怎样治疗嗜酸细胞性膀胱炎

191 ○ 糖尿病并发尿路感染时如何治疗

192 ● 怎样治疗真菌感染所致的尿路感染

193 ○ 对血吸虫病所致的尿路感染如何治疗

193 ● 对包虫病所致的尿路感染如何治疗

194 ○ 对丝虫病所致的尿路感染如何治疗

194 ● 怎样治疗急性细菌性前列腺炎

195 ○ 怎样治疗慢性细菌性前列腺炎

196 ● 怎样治疗非细菌性前列腺炎

197 ○ 怎样治疗前列腺痛

197 ● 怎样治疗前列腺脓肿

198 ○ 怎样治疗精囊炎

199 ● 怎样治疗尿道炎

199 ○ 怎样治疗真菌性尿道炎

200 ● 怎样治疗滴虫性尿道炎

201 ○ 怎样治疗尿道球腺炎

201 ● 怎样治疗尿道旁腺炎

202 ○ 怎样治疗急性化脓性睾丸炎

202 ● 怎样治疗腮腺炎性睾丸炎

203 ○ 怎样治疗急性附睾炎

204 ● 怎样治疗慢性附睾炎

205 ○ 怎样治疗阴茎头包皮炎

205 ● 怎样治疗阴囊炎

206 ○ 应该怎样治疗泌尿男生殖系结核

207 ● 哪些药物可以治疗泌尿男生殖系结核,服用时应注意
什么

209 ● 怎样治疗肾结核

211 ○ 怎样治疗输尿管结核

212 ● 怎样治疗膀胱结核

213 ○ 怎样治疗前列腺、精囊结核

214 ● 怎样治疗尿道结核

214 ○ 怎样治疗附睾结核

215 ● 怎样治疗尿源性脓毒血症

216 ○ 上尿路梗阻引起的脓毒血症如何治疗

217 ● **预防及保健篇**

217 ○ 反复尿路感染的患者应该怎样注意个人卫生

217 ● 尿路感染患者为什么要多饮水

218 ○ 育龄妇女在经期如何防范尿路感染

219 ● 性生活时如何预防尿路感染

220　　尿路感染患者能否过性生活

221　　怎样预防性生活以后的尿路感染

222　　应该怎样预防蜜月性膀胱炎

223　　绝经期后的妇女应如何预防尿路感染

223　　老年人怎样预防尿路感染

224　　为什么女性不宜采用盆浴

225　　糖尿病患者怎样预防尿路感染

226　　经直肠前列腺穿刺活检患者应该怎样预防尿路感染

227　　长期留置导尿(或膀胱造瘘管)的患者如何预防尿路

　　　　　感染

229　　膀胱肿瘤患者进行药物灌注治疗时怎样预防尿路

　　　　　感染

229　　长期卧床的患者如何预防尿路感染

230　　卒中患者如何预防尿路感染

231　　酸果蔓汁对预防尿路感染有什么作用

231　　夏季旅游时应怎样注意预防尿路感染

232　　碳酸氢钠片是怎样碱化尿液辅助治疗尿路感染的

233　　为什么碱化后的尿液能辅助治疗尿路感染

基础知识篇

什么是尿路感染

尿路感染是指病原体侵入尿路上皮后发生的炎症反应。它是泌尿外科临床上十分常见的疾病，尿路感染时通常合并细菌尿或脓尿。

细菌、病毒、真菌（霉菌）、衣原体、支原体、寄生虫等病原体均可引起尿路感染。由于绝大多数尿路感染的病原体是细菌，故通常我们所讲的尿路感染即是指由细菌引起的肾脏、输尿管、膀胱、尿道及生殖系统的感染。

尿路感染是最常见的感染性疾病之一，全球每年有1.3亿～1.75亿人罹患尿路感染，目前已是仅次于呼吸道感染的第二大感染性疾病。所消耗的医疗费用约为60亿美元/年。据统计女性一生中有60%的可能性会患尿路感染，每次发作平均症状持续6.1天，行动受限2.4天，影响睡眠0.4天。美国每年有800多万人因尿路感染就诊（多为膀胱炎），还有10多万人因尿路感染住院（多为肾盂肾炎）。尿路感染是人类健康所面临的最严重威胁之一。

尿路感染还是院内感染的重要方面，在我国尿路感染占院内感染的9.39%～50%，为院内革兰阴性杆菌（GNB）败血症的

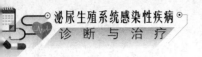

主要原因。老年人的各种院内感染中,泌尿系感染占第一位(26%)。院内感染的患者中,有 50%～80% 与留置导尿管或经尿道的操作有关。

尿路感染的发病率如何

尿路感染是一种较为常见的疾病。在门诊初诊中,以尿路刺激症状为主诉者占 1%～1.8%。在我国的一组人群普查中,尿路感染的发生率为 0.91%。据欧洲透析和移植中心的数据统计,由慢性肾盂肾炎而导致慢性肾衰竭的患者占 20%。妇女在一生的某一时期内曾患过尿路感染者为 10%～20%,成年妇女一年内发生有症状的尿路感染者约占 6%。

人生的任何时期均可发生尿路感染。女性的细菌尿随着年龄的增长逐渐增高,少女的尿路感染发病率为 2%,婚后尿路感染的发病率可增加至 5%。以后随着年龄的增长,尿路感染的发病率亦逐渐增加,约每 10 年增加 1%,60～70 岁时可高达 10%。在成年男性中,除尿路梗阻或畸形等诱因外,一般极少发生尿路感染;到 50 岁以后,男性大多易患前列腺增生症,尿路感染亦较多发生;但中青年男性中前列腺炎的发病比较高。严重的尿路感染可伴有菌血症,甚至脓毒性休克。在医院内诊治期间,因为医疗行为所致的尿路感染主要与导尿管的应用及经尿道的器械操作有关,尿路感染常可导致严重的全身炎症反应。

可见,尿路感染的确是一种常见病、多发病,应当引起人们的足够关注,并积极预防,及时治疗尿路感染。

尿路感染容易发生在什么年龄

女性发生尿路感染的机会较多,约占就诊人数的 1.2%(男性仅为 0.6%)。有 40%～60%的妇女在其一生中(包括幼年期、青春期、蜜月期、妊娠期、产褥期、更年期)曾发生过症状性尿路感染。若以细菌尿作为尿路感染的指标,这个比例可达 3.5%,而且这个比例会随年龄的增大而增加。有统计,女性菌尿的发生率在 65～70 岁为 10%～15%,>80 岁为 15%～20%。

在校女学生(5～14 岁)中尿路感染的发病率是 1%。少女的尿路感染发病率为 2%,到青年时期会增至 4%。青年女性(18～35 岁)发病率为 0.5～0.7 次/人/年。婚后尿路感染的发病率增至 5%。以后随着年龄的增长,尿路感染的发病率亦逐渐增加。

1 岁以下的婴儿,尿路感染的发病率约为 1%。由于相比于女婴,男婴患先天性尿路畸形者较多,故男婴发生尿路感染多于女婴,比例为 10∶1。1 岁以后,则女婴多于男婴。在学龄期儿童中,由于女性尿路解剖和生理上的特点,尿路感染的发生率为 2%,而男童仅为 0.05%。在成年男性中,除非存在尿路梗阻或畸形等诱因,一般极少发生尿路感染;男性到 40 岁以后,患前列腺增生的风险增高,由前列腺增生合并的尿路感染发生概率也

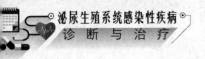

随之增加。65 岁以上老人尿路感染发生率女性为 9.3%，男性为 2.5%～10%。65 岁以上的女性 20%、男性至少 10% 有细菌尿。

肾脏的形态与结构如何

　　肾脏是人体的排泄器官，呈扁豆形，左右各一。肾脏大小具有个体差异。新生儿肾脏大小与体重的比值约为成人的 3 倍。成年男性肾脏长约 12 cm、宽约 6 cm、厚约 4 cm，重 150 g；成年女性肾脏稍小，约 135 g。肾脏由肾实质和肾盂、肾盏组成。肾实质又分为外层的肾皮质和内层的肾髓质。皮质的主要成分是肾小球和肾小管。髓质由 8～15 个肾锥体构成，主要组织为集合管和肾乳头，肾乳头伸入肾小盏内。每 2～4 个肾小盏汇合成一个肾大盏，肾大盏再汇于肾盂。每个肾脏有 2～5 个肾大盏，一般分为上、中、下三盏。肾盂多呈漏斗状，按其与肾实质的关系，肾盂可分为肾内型、肾外型和混合型。肾盂、肾盏和肾实质之间的间隙称为肾窦，其内除肾血管的分支外，主要为疏松的脂肪结缔组织、淋巴管和神经，易于分离。肾盂下接输尿管，肾盂组织结构由外向内分为三层：纤维层、肌肉层和黏膜层。

肾脏的位置与毗邻如何

　　双肾分别位于脊柱两侧，贴附于腹后壁（图 1）。右肾比左肾约低一个椎体。右肾上极平第12胸椎,下极平第3腰椎;左肾上极平第11胸椎,下极平第2腰椎。临床上有时可在肋缘下扪及右肾下极。双肾上极紧贴横膈,随呼吸上下移动,移动范围不超过 3 cm。肾的位置与体型有关,瘦长型的人,肾的位置相对较低,矮胖型者相对较高。

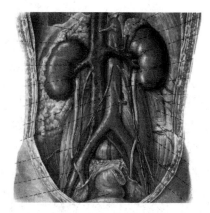

图1　肾与输尿管

肾的上方附有肾上腺,共同由肾筋膜所包绕,两者之间隔以疏松的结缔组织。左侧肾上腺如一帽子盖在肾上极上。右肾上腺位于右肾上极中央部分。左肾前上方为胃底及脾脏,胰尾靠近肾门,前下方为结肠脾曲及降结肠。右肾前上方为肝脏,正前方为胆囊,前下方有升结肠和结肠肝曲,内侧靠下腔静脉,十二指肠降段贴近肾门。肾脏的后面紧贴腰大肌及腰方肌,后上方及外侧面隔以膈肌及膈肌角与胸膜反折相邻。

输尿管的形态与结构如何

输尿管全程位于腹膜后间隙,左右各一,负责将肾脏产生的尿液输送到膀胱。上自肾脏,下至膀胱三角区,全程略呈"S"形。成人输尿管的长度男性为 25～30 cm,平均约 28 cm;女性 25～

28 cm,平均约 26 cm。右侧比左侧短 1 cm。

输尿管壁有三层结构:黏膜层、肌层及纤维层。

1. **黏膜层** 输尿管黏膜光滑,约有 6 条纵行的皱襞,当有尿液充盈时皱襞消失,黏膜层向上延续于肾盂,向下与膀胱黏膜相连接。黏膜层表面为移行上皮,黏膜下层含有较多弹性纤维;移行上皮一般有 4～6 层细胞,而在肾盂及肾盏处则仅有 2～3 层细胞,且没有黏膜下层。

2. **肌层** 从输尿管上 2/3 以上至肾盏,只有内纵外环两层平滑肌。纵形肌起始于肾乳头处的肾盏,环形肌围绕肾乳头基底部,具有排空尿液的作用。输尿管下 1/3 在环形肌外面增加了一层纵肌,而内层纵肌纤维变得难以辨认。正常情况下,输尿管膀胱壁内段长约 1.5 cm,黏膜下长度达 1 cm,位于膀胱黏膜与逼尿肌之间。输尿管纵向肌层进入膀胱后向膀胱出口方向延伸,并呈扇形展开构成膀胱三角区的浅肌层。而膀胱逼尿肌在输尿管末端形成 Waldeyer 鞘,该鞘向下伸展则形成三角区深肌层。当膀胱充盈时,输尿管纵行肌及三角区肌肉收缩,使输尿管黏膜下隧道受压,被动地起到活瓣作用而关闭输尿管口。排尿时,膀胱内压增加,逼尿肌收缩时,Waldeyer 鞘将输尿管向上方牵拉,而三角区肌肉向下收缩以张开膀胱颈,使输尿管拉向下方,这样,输尿管膀胱壁内段被动延长,加上膀胱内压直接作用于黏膜下输尿管,关闭了输尿管末端,形成了抗反流机制。

3. **纤维层** 输尿管最外层,上端于肾窦内与肾纤维囊相延续,末端与膀胱壁纤维层相连接。

输尿管的位置与毗邻如何

　　临床上,我们习惯将输尿管分为上、中、下三段。上段是从肾盂输尿管连接部至与髂血管交界处。前面有腹壁及腹腔内脏器保护。中段自输尿管与髂血管交界处至膀胱壁。在女性,这段输尿管与子宫动脉、主韧带等结构有密切的关系,在妇科手术时最易被损伤。下段即为膀胱壁间段,输尿管在此呈隧道形斜行插入膀胱。从放射学的角度出发,也可将输尿管分为上、中、下三段。上段从肾盂到骶髂关节上缘;中段则从骶髂关节上缘到骶髂关节下缘;下段从骶髂关节下缘到膀胱。

　　在腹膜后间隙,输尿管与腰大肌相邻。跨过髂血管后在髂内外动脉分叉处进入盆腔。在右侧,输尿管与末段回肠、盲肠、阑尾、升结肠及它们的系膜相邻;在左侧,输尿管与降结肠、乙状结肠及其系膜相邻。在对这些脏器手术时都有可能损伤输尿管。在腔静脉后输尿管(右侧输尿管从下腔静脉后方绕出来的先天性畸形),输尿管受腔静脉的压迫并造成梗阻。腹膜后中线的病变(包括巨大的腹膜后转移癌和腹主动脉瘤)会将输尿管压向两侧移位。

膀胱的形态与结构如何

　　膀胱是一个贮存尿液的器官,在空虚时膀胱呈四面锥体形。

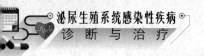

整个膀胱可分为膀胱底、膀胱尖、膀胱体和膀胱颈四个部分以及上面及下外侧面两个面。膀胱颈和膀胱三角区是膀胱最固定的部分,其余部分则会随着膀胱充盈的程度而变化。

膀胱是一个空腔器官。膀胱壁由外向内可分为四层,即浆膜层、肌肉层、黏膜下层和黏膜层。

浆膜层是膀胱的最外层,包围着膀胱后上两侧和顶部。

肌肉层是膀胱壁的中间层,逼尿肌是膀胱壁层肌肉的总称,共分为内、中、外三层。内、外层为纵行肌,中层为环状肌。环状肌最厚,坚强有力。膀胱三角区肌肉是膀胱壁以外组织,它起自输尿管纵形肌纤维,向内向下向前呈扇形分开,向内的延伸部分和对侧输尿管延伸的肌纤维联合组成输尿管间嵴,向下向前则延伸至尿道部分。另有一部分左右输尿管纤维在三角区交叉成为三角区底面的肌肉。

黏膜下层由大量的疏松结缔组织组成,除膀胱三角区外都有黏膜下层。它适应膀胱的收缩和扩张。

黏膜层为膀胱壁内层,是极薄的一层移行上皮组织,是和输尿管及尿道黏膜彼此连贯的。黏膜在三角区紧密地和下层肌肉联合,所以非常光滑。而在其他区域有显著皱襞形成。在膀胱充盈时皱襞消失。黏膜层在膀胱颈部及三角区有腺组织。

膀胱的位置与毗邻如何

膀胱在盆腔内。它的位置在人的一生中变化很大。婴儿时膀胱的位置较高,位于下腹部,膀胱颈部接近骨盆耻骨联合上缘;到 20 岁以后,由于骨盆的扩张及倾斜,膀胱的位置逐渐降至盆腔内。成年人膀胱位于骨盆内。此外,膀胱的形态还因膀胱内尿液的多少及邻近脏器的状态不同而异。膀胱空虚时,整个膀胱均位于盆腔内,充盈时则可向前上膨胀至腹部。

与膀胱毗邻的器官在男性主要有直肠、乙状结肠、阑尾、前列腺、精囊、输精管等;在女性则主要有直肠、乙状结肠、阑尾、子宫、卵巢、输卵管、阴道等。当这些器官有病变时,就会影响到膀胱,产生诸如血尿及膀胱刺激症状等。如这些器官有肿瘤时,亦可侵犯到膀胱,形成膀胱结肠瘘、膀胱阴道瘘,并产生粪尿、气尿等症状。盆腔的炎症、脓肿也可影响膀胱而产生脓尿。在因为这些器官病变而施行手术治疗时,如损伤了支配膀胱的神经,就可以造成术后排尿困难等症状。当然,膀胱的病变也会波及邻近的器官。

膀胱的功能是什么

膀胱的功能包括贮尿及排尿两个方面。贮尿和排尿的动作除受正常神经支配外,还需由膀胱和尿道的平滑肌、骨盆底部的横纹肌协调完成。

在贮尿的过程中,膀胱肌肉具有持续张力和调节能力。膀胱肌肉的调节性表现在膀胱内尿量尚未达到饱和容量(一般为300 ml)时,膀胱内压几乎没有改变,即它不会随着尿量的增加而

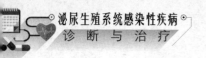

增加。一旦达到这个容量,膀胱三角区受到牵拉,就会产生尿意。在神经的支配下,膀胱肌肉收缩、尿道周围及骨盆底部的肌肉放松。这时,尿道的长度缩短、管腔增粗、尿道内张力减低。两者协调的结果是膀胱颈部和后尿道呈漏斗状张开,尿道外括约肌松弛、解除膀胱颈和后尿道内的阻力,将尿液排出体外。

前列腺的形态和位置如何

前列腺是男性的一个重要器官。在男性的一生中,前列腺的大小变化很大。儿童时期的前列腺体积很小。到了青春期,前列腺开始增大,形状就像一个栗子。一般说来,前列腺底部的宽度约为 3.5 cm,前后径及上下径约为 2.5 cm,重量约为 20 g。到了老年期,如果没有特殊原因,前列腺的体积会有所缩小。

前列腺位于盆腔内(图 2),在耻骨联合下缘耻骨弓之后、直肠之前,由狄氏筋膜将前列腺与直肠隔开。前列腺呈圆锥体状,

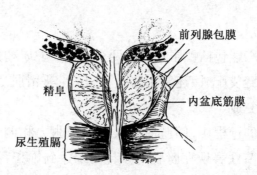

图 2　前列腺的部位

上与膀胱颈相接,下至尿生殖膈。前列腺围绕前列腺部尿道,其1/3在尿道之前,2/3在尿道之后,可分为前面、后面及下侧面。直肠指检时,可触及前列腺两侧叶,略隆起,习惯上称为左叶和右叶。两侧叶之间有一凹陷,称为中间沟。

解剖学上,前列腺可分为五个叶,即前、中、后叶及两个侧叶。但肉眼所见各叶之间并无明显界限。研究发现,前列腺组织由两部分组成,即腺体和纤维肌肉基质。前部的纤维肌肉基质相当大,约占全部体积的1/3,主要由平滑肌纤维组成。腺体部分分为中央带及周边带两个区。在射精管与尿道内口至精阜之间的组织呈圆锥状,称为中央带;在中央带的周围为周边带。一般情况下,中央带好发前列腺增生,周边带则好发前列腺癌。

睾丸和附睾的解剖结构如何

睾丸位于阴囊内,呈椭圆体。借助于精索悬垂于阴囊内。睾丸的后方为附睾及输精管。正常人睾丸的纵径4～5 cm、横径2.5～3.5 cm、前后径约3 cm,重10.5～14 g。

睾丸内部可见许多放射状的结缔组织将睾丸分成100～200个椎体状的小叶。睾丸内有丰富的曲细精管网,曲精细管的累计长度可达255 m。曲细精管之间的结缔组织组成睾丸间质。

附睾紧附于睾丸的后上外方,为长而粗细不等的圆柱体,长4～6 cm,直径约0.5 cm。附睾可分为三部分:上端膨大而钝圆的部分为附睾头,由睾丸输出小管蟠曲而成,中间扁圆的大部分

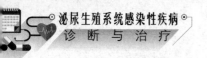

为附睾体,下端细圆的部分为附睾尾。附睾尾向上弯续于输精管。附睾除后缘外均被睾丸固有鞘膜覆盖。

附睾的功能是暂时贮存精子。附睾的输出小管及附睾管尚具有重吸收和分泌的作用,将来自睾丸的液体进行重吸收,并分泌出甘油磷酸胆碱、糖蛋白、固醇和唾液酸等。这些分泌物为精子的成熟、贮存和处理提供了适宜的内环境。

睾丸和附睾的血供特点是什么

睾丸及附睾的动脉有三:即睾丸动脉(精索内动脉)、提睾肌动脉(精索外动脉)及输精管动脉。①睾丸动脉为睾丸的主要营养动脉,其在肾动脉稍下方起自腹主动脉,偶有起自附近的其他动脉如肾动脉、肠系膜上动脉等。此动脉穿出腹股沟管内环后,伴随精索其他组成部分进入阴囊,首先发出一分支至附睾头,然后穿过睾丸纵隔,分成许多小支进入睾丸。②提睾肌动脉来自腹壁下动脉,是髂外动脉的分支,主要营养提睾肌及其筋膜,在外环水平与输精管动脉吻合,共同供应睾丸下部及附睾尾。③输精管动脉,亦是发自腹壁下动脉,主要营养输精管,附睾尾体及睾丸下部,以及睾丸鞘膜。

睾丸静脉和附睾静脉分别离开睾丸和附睾,在精索合成蔓状静脉丛,包绕睾丸动脉和输精管。蔓状静脉丛可分为三群:①前群由精索内静脉组成,在腹股沟管内逐渐形成一条主干达后腹壁。左侧精索内静脉绝大多数注入左肾静脉,常与肾静脉形成直角;右侧则注入下腔静脉,因此临床上精索静脉曲张多见于左侧。②中群为输精管静脉,回流至膀胱静脉丛。③后群为精索外静脉,在腹股沟管外环处离开精索回流到腹壁下静脉。上述静脉与动脉不同,相互之间有广泛的吻合支,甚至与对侧静脉也有吻合。因此,一侧精索静脉曲张,往往两侧的睾丸同时受损。

精囊腺在哪里,作用是什么

精囊腺(seminal vesicle)即精囊。精囊腺位于前列腺上方、输精管壶腹的外侧、膀胱底与直肠之间,呈左右各一对称分布,为椭圆形的肌性囊。其末端排泄管与输精管汇合成射精管,在尿道前列腺部开口于尿道,开口处称为射精管孔。精囊腺与前列腺、尿道球腺、尿道旁腺组成附属腺体,是男性的内生殖器官。

精囊腺由黏膜(上皮和固有膜)、肌层和外膜三层结构组成。

黏膜伸出一系列特殊的皱襞,由于区域不同,有单层或假复层柱状上皮。黏膜皱襞可有第二、第三级分支,突入腔内,皱襞分支相互交错,使管腔呈蜂窝状。黏膜中没有真正的腺泡,只在皱襞间有些小的陷窝或小腔,这些腔隙和陷窝都通过中央的大腔,但在切面上,这些腔隙和陷窝像是彼此分隔的。黏膜皱襞大大增加了腺体的分泌面积,有利于分泌物的贮存和腺体的扩张。

固有膜作为皱襞的支持组织,伸入皱襞中。它由致密的结缔组织构成。含少量的成纤维细胞,中等量的胶原纤维和网状纤维,并富于弹性纤维。

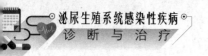

肌层中含两层平滑肌(内层和外层)、神经纤维丛和小的交感神经节。内层由环行和斜行平滑肌组成,外层为纵行平滑肌。精囊腺平滑肌的发育与功能依赖睾酮生理功能。射精时,肌层的平滑肌收缩,而使精囊液进入射精管。

精囊腺的动脉供血主要来源于输精管动脉、膀胱下动脉、直肠下中动脉;静脉构成精囊静脉丛,入膀胱下丛,最后进入髂内静脉;淋巴管入髂内、髂外淋巴结;神经支配来自输精管神经丛发出的分支。

精囊腺分泌一种淡黄色的黏稠液体,称精囊液,精囊液约占精液的60%。精囊液内含高浓度果糖、前列腺素、蛋白质、抗坏血酸、凝固酶、肌醇、山梨醇等,其主要成分是果糖和前列腺素,其中果糖可为精子提供营养和能源。精浆中的前列腺素主要产生于精囊腺,而并非前列腺,其命名容易引起误解。前列腺素可促进射精时尿道平滑肌收缩;可刺激精子活动,影响精子通过宫颈、子宫或输卵管。

正常人的排尿动作是怎样完成的

排尿是人的正常生理功能。这个过程看似简单,其实相当复杂。它是一种受意识控制的神经反射活动,要完成这一反射活动必须要有完整的大脑调节中心、脊髓反射弧和膀胱平滑肌。

膀胱平滑肌又称逼尿肌。它具有独特的黏弹特性,使膀胱在空虚时,膀胱内压为 $0\sim490.3$ Pa($0\sim5$ cm H_2O),即便膀胱充盈到 300 ml 容量时,膀胱内压仍可维持在 $490.3\sim1\,961.2$ Pa($5\sim20$ cm H_2O)。只有当膀胱内的尿液贮存到一定量后($400\sim500$ ml),膀胱壁上的受体受到机械性牵拉而达到兴奋,逼尿肌才会发生阵发性收缩,并产生尿意,即有排尿的感觉。这种膨胀刺激冲动引起的排尿感觉,由副交感神经感觉纤维传递到脊髓反射弧,再由此把排尿感觉通过脊髓传导到脑干和大脑皮层的排尿反射高位中枢,随后由大脑通过思维,确定是否有合适的环境可以排尿,然后再将排尿运动的冲动经过脊髓传导,通过交感神经输出纤维(盆神经)到达膀胱,促使逼尿肌强烈收缩,膀胱颈内括约肌松弛,于是尿液进入后尿道。这时尿液还可以刺激尿道的感受器,冲动沿阴部神经再次传到脊髓排尿中枢,进一步加强其活动,使尿道外括约肌开放,尿液即被高达 14.7 kPa(150 cm H_2O)的膀胱内压驱出。尿液对尿道的刺激可进一步反射性地加强排尿中枢的活动。这是一种正反馈,它使排尿反射一再加强,将尿液排空。在排尿末期,由于尿道海绵体肌的收缩,可将残留于尿道的尿液排出体外。至此,整个排尿动作就完成了。此外,在排尿时,腹肌和膈肌的强大收缩也会产生较高的腹内压,协助克服排尿的阻力。

尿路感染的途径有哪些

尿路感染可分为上尿路感染和下尿路感染。其感染途径略有不同。

上尿路感染的典型是急性肾盂肾炎,其感染途径主要有以下几种。①上行性感染:细菌由输尿管进入肾盂,再侵入肾实质,70%的急性肾盂肾炎是由此途径引起的。②血行性感染:细菌从身体内的其他感染灶[如扁桃体炎、鼻窦炎、龋病(龋齿)或皮肤感染等]侵入血流,到达肾脏,先在肾皮质引起多发性小脓肿,然后沿肾小管向下扩散至肾乳头和肾盏、肾盂黏膜,但炎症亦可从肾乳头部有轻微损伤的乳头集合管(如尿中的结晶损伤)开始,然后向上向下扩散。血行感染途径较为少见,不及10%。血行感染比较多见于新生儿,或金黄色葡萄球菌败血症患者的血行性肾感染。③淋巴道感染:下腹部和盆腔器官的淋巴管与肾周围的淋巴管有多数交通支,升结肠与右肾之间也有淋巴管沟通。当盆腔器官炎症、阑尾炎和结肠炎时,细菌也可从淋巴道感染肾脏。这种感染途径更为少见。④直接感染:外伤或邻近肾脏的脏器有感染时,细菌可直接侵入肾脏引起感染,但是这种情况临床上是十分罕见的。

下尿路感染以膀胱炎为例,其感染途径主要有以下几种类型。①上行性感染:如男性前列腺炎、女性尿道旁腺炎、经尿道的各种检查和治疗等。正常情况下,尿道口及其周围均有细菌寄生,但一般不引起感染。当机体抵抗力下降或尿道黏膜有轻微损伤时,或者细菌的毒力大,黏附于尿道黏膜和上行的能力强,就容易侵袭膀胱和肾脏,造成感染。由于女性尿道口靠近肛门,且女性尿道较男性为短而宽,甚至女婴的尿道口常被粪便污染,故女性较男性更易出现尿路感染。②下行性感染:如继发于肾脏的感染。来自肾脏的脓尿经输尿管排入膀胱引起感染。③经淋巴传播和直接蔓延:如阴道炎、宫颈炎等邻近器官的感染发生时。

女性的一生中有哪几个阶段易患尿路感染

与男性相比,女性罹患尿路感染的机会要多得多。但女性一生中,从幼年到老年,不同的时期患尿路感染的机会是不一样的。最容易患尿路感染的时期主要是:

1. **月经期** 女性月经期时,机体抵抗力降低,且血液是细菌最好的培养基,细菌易繁殖,且尿道口受经血刺激,故而更易发生感染。

2. **育龄期** 因为性行为导致尿路感染的发病率明显升高。尤其在新婚蜜月期,由频繁性生活引起的急性膀胱炎,又称为蜜月性膀胱炎。当然,蜜月性膀胱炎的发生除了与蜜月期间性生活频繁有关外,还与夫妻个人卫生、过度疲劳导致免疫力下降、性交时动作粗暴有关。因此,提倡健康生活,注意个人卫生也是预防尿路感染的重要措施之一。

3. **妊娠期** 由于雌激素分泌增多,使尿道周围菌群发生改变及局部免疫力降低,还可引起输尿管平滑肌张力降低,蠕动减弱。在妊娠后期,宫体膨大可压迫输尿管及膀胱,导致尿流不畅,使尿流缓慢或者形成一种轻度的积水。此种情况也有利于细菌侵入和繁殖而致病,这些因素均可使妊娠期尿路感染发病

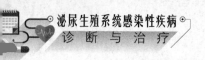
率增高。约有7％的妊娠妇女患有无症状细菌尿,如不予治疗,其中20％～40％的孕妇将于妊娠后期发生急性肾盂肾炎,容易并发急性呼吸窘迫综合征及弥漫性血管内凝血,死亡率极高。故孕妇应将尿液的检查(包括尿常规及尿培养)列入产前检查中,对有明显细菌尿者应积极予以治疗。

4. **更年期、绝经期**　由于卵巢功能下降,雌激素水平降低(绝经后卵巢几乎无雌激素分泌),膀胱、尿道和生殖器官上覆盖的黏膜会发生萎缩,上皮角化组织减少,糖原含量下降,免疫球蛋白和有机酸分泌减少,局部免疫功能下降,对于细菌的抵抗能力也就减退,细菌容易在阴道和尿道内繁殖,也易患膀胱炎,出现尿频、尿急、尿痛的症状。所以更年期和绝经期的妇女易患膀胱炎。

尿路感染会发生哪些病理改变

单纯尿路感染的炎症病变多局限于黏膜下组织。

急性膀胱炎的病理变化主要是膀胱黏膜的弥漫性充血、水肿,呈深红色,偶可见表浅溃疡,表面有时附着脓液或坏死组织,肌层很少受侵犯,病变以膀胱三角区为最明显。黏膜下层有多发性点状出血或瘀血,显微镜下所见除黏膜水肿外,还有黏膜脱落,毛细血管明显扩张,白细胞浸润可延伸至肌层。

急性肾盂肾炎可侵犯单侧或双侧肾脏。肉眼可见肾盂肾盏黏膜充血、水肿,表面有脓性分泌物,黏膜下可有细小的脓肿。

显微镜下可见病灶内肾小管腔中有脓性分泌物,小管上皮细胞肿胀、坏死、脱落,间质内有白细胞浸润和小脓肿形成。炎症严重时,可有广泛性出血,肾小球一般无形态改变。

有尿路梗阻的慢性肾盂肾炎可见双肾大小不一,表面凸凹不平,有或粗或细的瘢痕。无尿路梗阻的慢性肾盂肾炎,双肾大小相等,外形可稍不规则。两者均可见肾盂肾盏增厚、扩张、变形,或肾盏内有脓液等炎症表现。显微镜下可见间质纤维化,单核细胞浸润和不同程度的肾小管结构变形、退行性变和萎缩。病理多呈灶性分布,也可是弥漫性的。早期肾小球一般无明显改变,晚期常被纤维组织围绕,最终演变为肾小球硬化。

另外,泌尿系统特异性感染如泌尿系统结核,以肾结核为例,其病理变化可分为:①结节型;②溃疡空洞型;③纤维钙化型。早期的临床前期肾结核病变为结核杆菌在肾小球发生粟粒样灰白色结核结节,结节中央常发生干酪样坏死,周围为结核性肉芽组织,由成团的上皮样细胞夹杂着少数多核巨细胞(朗罕巨细胞)和淋巴细胞、纤维细胞等。如病变未能愈合而扩张蔓延,则发展成为临床期肾结核。临床期肾结核的病理变化为肾小球内的粟粒样结核结节逐渐扩展到肾乳头处溃破,以后累及肾盏黏膜,形成不规则溃疡,病变通过肾盏、肾盂直接向远处蔓延或者结核杆菌由肾脏的淋巴管道扩散至全部肾脏。当肾乳头部结核结节中央的干酪样坏死物质发生液化以后排入肾盂形成结核性空洞,这种空洞可局限在肾脏的一部分,亦可波及整个肾脏而成为"结核性脓肾"。这种类型的病理变化在临床上最为多见。在一部分患者中,若机体的抵抗力增强,可使干酪样物质浓缩而

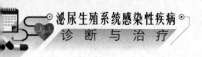

不发生液化并引起广泛的纤维组织增生和钙化,临床上称为"自截肾"。在临床上虽然病变发展到钙化自截阶段,但实际的病理上往往是干酪空洞、纤维萎缩、硬结钙化混合存在,在干酪样物质中还可有结核杆菌存在。

尿路对尿路感染有哪些自然防御机制

正常尿路有一系列的自然防御机制,能有效地预防尿路感染的发生。这些机制包括:

① 维持正常的尿流方向,不使尿液发生反流;尿液除了具有排除人体代谢废物的作用,还有冲刷尿道、防止细菌定植,并阻止而使致病菌逆流而上造成感染。

② 尿液保持低 pH 值、高渗透压、高尿素氮浓度和高有机酸浓度以抑制致病菌的生长。

③ 前列腺分泌的前列腺液具有抑制致病菌生长的作用。

④ 尿路上皮的抗黏附机制(包括尿道黏液、葡胺聚糖、Tamm-Hosfall 蛋白及免疫球蛋白等)能有效地阻止致病菌黏附于尿路上皮。

⑤ 尿路上皮的吞噬作用能消灭黏附于尿路上皮的致病菌。

一旦这些自然防御机制受到破坏,就容易发生尿路感染。因此,在尿路感染的治疗过程中,应当保护并充分发挥机体防御机制的作用,以利于提高药物治疗的效果。

什么是无症状细菌尿

在临床上有一种特殊类型的尿路感染,即患者虽有菌尿,但却无尿频、尿急、尿痛表现,即所谓的无症状细菌尿。无症状性菌尿又称隐匿型菌尿,是一种隐匿型尿路感染,即指患者确实有细菌尿(即清洁中段尿培养连续 2 次菌落计数$>10^5$/ml,且 2 次培养的致病菌相同,并确切排除了结果的假阳性)而无任何尿路感染的症状(个别病例经仔细询问可发现轻微症状)。无症状细菌尿的致病菌大多数为大肠杆菌。

无症状细菌尿可以由症状性尿路感染演变而来,即尿路感染的症状自然消失或经治疗后症状消失,而仍留有细菌尿,并可持续多年。有些细菌尿患者,可以无急性尿路感染的病史。此外,在尿路器械检查或治疗后发生的和在慢性肾脏疾病基础上发生的尿路感染,常常无明显症状。

无症状细菌尿多发于绝经前女性和泌尿系统异常的人群,其发生原因是由宿主和微生物两方面因素决定的,患病因年龄、性别、性行为和泌尿系统畸形而不同。其中 60 岁以上的老年妇女发生无症状细菌尿明显增多,约占尿路感染患者总数的 17%。女性糖尿病患者中无症状细菌尿的比例是无糖尿病者的 3 倍。患者有时可有少尿、夜尿及全身乏力等肾功能减退症状。若病情进一步发展,可使患者继发尿毒症而危及生命,故临床上应引起医生和患者的高度重视。据统计,在 16~65 岁的女性中,无症状细菌尿的发病率约为 4％，男性则为 0.5％，无症状细菌尿的患者可能比有症状者还多。妊娠妇女真性细菌尿的发病率为 7％，而且其中 82％为无症状细菌尿。在这些无症状细菌尿者中，经抗体包裹细菌检查证实约有 50％是肾盂肾炎。年轻男性的无症状菌尿不常见，一旦发现，需考虑慢性细菌性前列腺炎。

尿路感染有哪些特殊类型

临床上，尿路感染多指一般细菌尤其是大肠杆菌引起的感染，即非特异性尿路感染。除此之外，还有一部分特殊类型的尿路感染，主要表现为致病菌特殊、患者的病况特殊、病情的演变过程特殊等。

1. 致病菌特殊　L 型细菌尿路感染、真菌性尿路感染、泌尿道滴虫病、黄色肉芽肿性肾盂肾炎。

2. 患者的病情特殊　男性尿路感染；老年尿路感染；小儿尿路感染；妊娠期尿路感染、尿道综合征。

3. 病情演变的过程特殊　慢性肾衰并发的尿路感染；尿路软斑症等。

什么是复杂性尿路感染，什么是非复杂性尿路感染

尿路感染可以分为复杂性及非复杂性两大类。

复杂性尿路感染一般伴有获得性感染的危险或者治疗失败的危险。与复杂性尿路感染有关的因素主要有:性交、院内感染、妊娠、留置导尿、最近的尿路器械操作、尿路的解剖或功能性异常、脊髓损伤、最近的抗生素应用、症状超过7天、糖尿病、应用免疫抑制药物及机体免疫力下降等。

复杂性尿路感染的诊断必须满足2条标准:尿培养阳性以及至少一条合并因素:留置导尿管、输尿管内支架管或者自家间歇性导尿;膀胱内残余尿量增多($>100\ ml$);任何原因引起的梗阻性尿路疾病,如膀胱出口梗阻、脊髓损伤等引起的神经源性膀胱、结石和肿瘤;膀胱输尿管反流或其他功能异常;尿流改道或其他解剖性异常(如膀胱阴道瘘、尿路肠瘘等);化疗或放疗损伤尿路上皮;围手术期和术后尿路感染;肾功能不全、肾移植后应用免疫抑制剂、糖尿病和免疫缺陷等。

国内负载型尿路感染细菌培养发现大肠埃希菌感染比例降低,而产超广谱β内酰胺酶(ESBLs)菌株比例明显升高,或者是肠球菌感染的比例升高。

非复杂性尿路感染是指急性的、偶发或者复发的下尿路感染和(或)上尿路感染,并且泌尿系统没有解剖及功能上的异常,也不影响尿流及正常的排尿机制。它是指最近出现的尿路刺激症状,而无发热、腰痛等症状,最近没有应用抗生素,没有泌尿生殖道异常的尿路感染。

在临床上,区别复杂性尿路感染和非复杂性尿路感染有很重要的意义。大部分尿路感染患者属于非复杂性尿路感染。对于复杂性尿路感染,必须给予高度的重视,并进行积极的治疗。

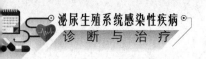

什么是生殖道衣原体感染

　　衣原体是一种常见致病源,可引发许多系统疾病。沙眼衣原体感染引起最常见的生殖道感染疾病之一,是一种性传播疾病,也可以母婴传播,感染可以累及前列腺、尿道、睾丸、附睾、宫颈、肛门、输卵管等。沙眼衣原体最常引起的感染部位是眼睛,就是我们常说的"红眼病",衣原体共有 15 个血清型,其中 D～K型主要感染泌尿生殖道。很多感染者无明显临床表现,但有可能引起严重的后遗症,也是主要的传染源。

什么是尿源性脓毒血症

　　尿脓毒血症指尿路感染引发的脓毒(败)血症,权威的学者将其定义为因感染引起的宿主反应失调导致的危及生命的器官功能障碍。其临床特征表现为全身炎症反应、器官功能障碍、持续性低血压及组织缺氧。

　　尿源性脓毒血症十分凶险,住院的患者死亡率高达 17.9％～27.8％,是泌尿外科疾病中常见的急危重症。一些常见的泌尿系统感染在某些特定的危险因素影响下可以迅速发展为尿脓毒血症,这些因素包括全身因素和局部因素,其中全身因素可能有高龄、糖尿病、免疫抑制(移植、化疗后、长期使用糖皮质激素等),

局部的因素比如合并尿路结石、泌尿道梗阻、神经源性膀胱和泌尿生殖道手术等。

什么是绝经后泌尿生殖系统综合征

绝经后妇女容易反复发生尿路感染,是一个烦人的问题。如果女性预期寿命以 80 岁计算,那么在绝经后的时间将占到整个生命期的大约 40%。某些因乳腺癌等疾病需接受长期雌激素阻断治疗的绝经前妇女而提前进入"更年期",她们也会面临这个问题。

专家们在 2013 年提出了绝经期泌尿生殖系统综合征(GSM)的概念来描述绝经期对女性泌尿生殖系统的影响。研究发现,大约 50% 的绝经后妇女会出现 GSM 症状。60 岁以上的妇女中有 10%～15% 的人曾有复发性尿路感染。即在 12 个月内至少有 3 次尿路感染发作,或在 6 个月内至少有 2 次发作。绝经期的泌尿系统变化主要有:排尿困难、尿频、尿急、反复尿路感染,甚至合并尿失禁等。大约 5% 的绝经后妇女在一年内会反复的泌尿道感染。8%～10% 的妇女会出现妇科疾病的症状,如阴道不适,导致 58% 的妇女害怕性行为,30% 的妇女完全停止了性交,29% 的妇女出现睡眠障碍,27% 的妇女称生活质量下降。

病因篇

泌尿系统的先天性畸形对尿路感染有什么影响

泌尿系统的先天性畸形包括膀胱输尿管反流、肾盂输尿管连接部梗阻、马蹄肾、重复肾输尿管畸形、肾旋转不良等。泌尿系统有先天性畸形的患者比较容易发生尿路感染。正因如此，对尿路感染经久不愈的患儿应该想到可能存在尿路的先天性畸形，并作相应的检查以及时发现并治疗。

有些先天性畸形可以造成尿路的机械性梗阻（如肾盂输尿管连接部梗阻、后尿道瓣膜、马蹄肾等），致使尿液滞留，有利于细菌的滋生和繁殖；同时梗阻以上部位组织所受的压力增加，影响了组织的血供和正常的生理功能，降低了尿路上皮防御细菌侵袭的能力，故而容易引起尿路感染。

有些先天性畸形可以造成尿路平滑肌蠕动的不协调（如重复肾输尿管畸形时的 YO-YO 现象），其所导致的动力性梗阻，也会引起尿路感染。

因此，发现有泌尿系先天性畸形的患者，应当注意加强体育活动，增强自身的抵抗力，避免发生尿路感染。如果尿路感染经常发作，经过药物治疗也不能有效地控制感染，就应及时施行手术治疗以纠正这些先天性畸形。

哪些致病菌可以引起尿路感染

任何细菌侵入尿路均有可能引起尿路感染,临床上以大肠埃希菌(大肠杆菌)最为常见,其次为变形杆菌、粪链球菌、葡萄球菌、铜绿假单胞菌、副大肠埃希菌、克雷伯杆菌或产气杆菌;还有其他一些病原体如结核杆菌、淋球菌、衣原体、支原体、真菌、滴虫等也可引起尿路感染。尿路感染也可由来源于阴道菌群和会阴部皮肤的表皮葡萄球菌和白假丝酵母菌(白色念珠菌)等所引起。在所有这些致病菌中,大肠埃希菌导致了85%的社区获得性尿路感染和50%的医院获得性尿路感染。一般来讲,急性单纯性上、下尿路感染多见于门、急诊患者,病原菌80%以上为大肠埃希菌;而复杂性尿路感染的病原菌除仍以大肠埃希菌为多见(30%~50%)外,也可为肠球菌属、变形杆菌属、铜绿假单胞菌等;在住院期间的获得性尿路感染的病原菌尚可为葡萄球菌属、假丝酵母菌属等。国内尿路感染病原菌特点为大肠埃希菌感染比例下降,而产超广谱 β 内酰胺酶肠杆菌比例增加,另一个特点是肠球菌感染比例增加。通过对尿液的细菌培养可以明确患者发生尿路感染的"罪魁祸首"。

细菌的致病力与宿主的抵抗力有什么关系

在人体所有感染性疾病(包括尿路感染)的病程中,细菌的

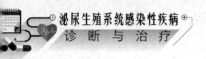
致病力与宿主的抵抗力始终是矛盾的两个方面。两者相互对抗的结果决定了病程发展的趋向。由于宿主的易感性在尿路感染的发病中占有重要地位,所以并不是所有的细菌侵入机体后都可引起尿路感染。

就尿路感染而言,机体有着自身防御的机制:尿液持续流动可以冲洗掉逆行而上的细菌;尿液本身的特点(如尿液的渗透压和 pH、尿素浓度、有机酸浓度)可以抑制细菌的生长和繁殖;尿液中也含有抑制细菌黏附的因子(如 Tamm-Horsfal 糖蛋白)。任何妨碍尿液流动的解剖或功能上的尿路异常都会增加宿主对尿路感染的易感性,这些异常包括尿路任何部位的梗阻状态、影响下尿路功能的神经源性疾病、糖尿病和妊娠等;同样,尿路内存在的异物也有利于细菌逃避宿主的防御能力。

细菌侵入机体后,尿路上皮细胞可分泌趋化因子(如白介素-8等),吸引中性粒细胞到局部,控制细菌对组织的侵袭。肾脏产生特异的血清和尿液内的抗体,可增强对细菌的调理作用和吞噬作用,抑制细菌的黏附性作用。

衰老使尿路感染的易感性增加,老年男性中因梗阻性尿路疾病、老年女性中因绝经引起的阴道和尿道周围菌群的改变,使尿路感染的易感性增加。其他原因包括大便失禁引起的会阴部污染、神经肌肉疾病、器械检查治疗增多和留置导尿等。

细菌对尿路细胞的黏附性具有选择性,其黏附的能力与繁殖和感染的发生有关。正常人体可分泌可溶性复合物,与细菌的黏附素竞争结合黏膜细胞上的结合位点,患复发性尿路感染的患者这些复合物的分泌减少。

尿道外口周围区或前列腺的正常菌群也会影响宿主的防御能力。妇女尿道周围区域的正常菌群包括多种微生物(如乳酸杆菌),可防止尿道致病菌的种植。尿道周围环境的改变(如pH、雌激素水平的改变或抗生素的应用)可损害尿道周围菌群,使尿道致病菌得以种植并引起尿道感染。男性前列腺液中含有锌,具有很强的抗菌能力。

大肠埃希菌是尿路感染最常见的致病菌,其与上皮细胞的黏附能力受位于细菌尖部菌毛上配体的调控,这些配体与尿道上皮细胞膜表面的糖脂或糖蛋白类受体结合。一旦细菌与尿道上皮细胞结合,细菌的其他致病特性就变得重要了。大多数引起尿路感染的大肠埃希菌株可产生溶血素,后者可促进病菌侵入组织和为病菌提供铁。存在于入侵病菌中的K抗原可以保护病菌免受中性粒细胞的吞噬。这些特性可使病菌逃脱机体的各种防御作用。

急性细菌性膀胱炎有哪些致病因素

急性细菌性膀胱炎是指正常膀胱被细菌侵犯而产生的急性炎症。感染通常由大肠埃希菌自尿道上行至膀胱所致。

引起急性细菌性膀胱炎的因素有:

1. **膀胱内在因素** 如膀胱内有结石、异物、肿瘤和留置导尿管等,使膀胱黏膜受到机械性刺激,防御能力遭到破坏,由此造成的损伤与出血有利于细菌的入侵。

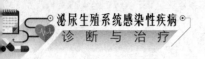
2.膀胱颈部以下的尿路梗阻　梗阻可引起排尿障碍,失去尿液的冲洗作用,同时产生剩余尿,而剩余尿则成为细菌生长的良好培养基。

3.神经系统损害　如神经系统疾病或盆腔手术时伤及支配膀胱的神经,均可造成排尿困难而导致尿路感染。

4.全身虚弱或劳累　这会降低膀胱的抵抗力,使膀胱易于感染。

慢性细菌性膀胱炎有哪些致病因素

慢性细菌性膀胱炎是由于膀胱感染持续存在或急性感染迁延不愈而导致。有人认为慢性膀胱炎是原有的膀胱感染未愈或再发作,也有人认为是指一年中有3次或3次以上的膀胱感染。

慢性细菌性膀胱炎可以是上尿路慢性感染的并发症,也可以是下尿路疾病的并发症。如前列腺增生、尿道狭窄、神经源性膀胱等都会导致排尿困难,膀胱内剩余尿增加,而成为慢性膀胱炎反复发作和感染不易治愈的原因。在女性,如有处女膜伞、尿道处女膜融合、尿道旁腺脓肿、妇科炎症等,也是造成慢性膀胱炎的重要因素。

什么是蜜月性膀胱炎

蜜月性膀胱炎是指女性在新婚蜜月期间,由于频繁性生活引起的尿频、尿急、尿痛等急性尿路刺激症状。因发生在新婚夫妻的蜜月期,故被称为蜜月性膀胱炎。其实质是与性生活有关的急性膀胱炎。主要是由于性交时女性尿道内口位置内移,尿道过短者,细菌易进入膀胱。当性交时间过长、次数过多、强度过大时,阴道前壁充血,膀胱颈附近组织也充血,使炎症易发生。

由于现在存在许多未婚同居、婚前同居等现象,事实上的"蜜月性膀胱炎"患者并不少见。由于蜜月性膀胱炎处理不及时会给妇女带来不良的后果,应当引起足够的重视。

为什么女性较男性易得尿路感染

通常女性较男性容易患膀胱炎,40 岁以下的女性尿路感染的发病率是男性的 8～10 倍。这与女性尿道的解剖及生理特点有着密切的关系。可归纳为以下几个方面。

① 女性尿道短而宽,长 3～5 cm,括约肌薄弱,细菌易侵入,加之女性尿道口与阴道及肛门靠近,如不注意外阴清洁,擦便习惯不正确,大便后由后向前擦肛门,就会将细菌带入尿道口周围,造成尿路感染。

② 月经血是细菌良好的培养基,如果不注意经期卫生,易使细菌繁殖,经期抵抗力降低也成为发病因素之一。

③ 妇科炎症易同时影响尿路,如宫颈炎、滴虫性或霉菌性阴道炎、附件炎及盆腔炎等常可引起膀胱炎、尿道炎。

④ 性交时尿道内口位置内移,尿道过短者,细菌易进入膀

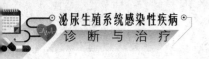

胱。如性交时间过长,阴道前壁充血,膀胱颈附近组织也充血,使炎症易发生。

⑤ 妊娠期黄体酮分泌增多,可使输尿管张力降低,蠕动减弱,增大的子宫压迫输尿管和膀胱,使尿流不畅,细菌易于繁殖。妊娠合并尿路感染多表现为无症状的细菌尿,其中20%~40%的孕妇会发展为肾盂肾炎,造成肾损害并累及胎儿。

⑥ 产后机体抵抗力减弱,若是难产、产程过长等因素,膀胱受压时间过久,黏膜充血、损伤,产后尿潴留,均易造成尿路感染。加之产后阴道分泌物较多,如再伴有生殖道感染,更易发生尿路感染。

⑦ 老年妇女若体内雌激素水平严重降低,易引起萎缩性膀胱炎。加之阴道萎缩,并向内回缩,使尿道口也向内牵拉,因而易发生尿道炎、尿道肉阜及膀胱炎。

⑧ 子宫肌瘤、卵巢囊肿、腹膜后肿瘤、盆腔转移瘤等盆腔包块,均可压迫膀胱或输尿管,使剩余尿增多,甚至发生肾积水,易造成细菌感染。

⑨ 处女膜闭锁,经血潴留,压迫尿道使排尿困难。生殖器脱出,膀胱位置改变,引起排尿困难,都可造成尿潴留并感染。

月经期为何易发尿路感染

女性在月经期容易患尿路感染,特别是急性膀胱炎的高发期。主要与下列因素有关:

① 月经期妇女抵抗力降低,抵御细菌侵袭的能力下降。

② 月经血是细菌良好的培养基。

③ 使用卫生巾使会阴部形成一个非常适合细菌生长繁殖的环境,特别是那些号称堵漏效果很好的卫生巾更容易造成这样的环境。妇女会阴部本身存在的细菌即大量增殖,并经尿道侵入膀胱,引起尿路感染。另外消毒不合格的卫生巾也是导致尿路感染的因素之一。

④ 月经也给女性的个人卫生护理带来不便,易使女性忽略或暂时放弃卫生护理,给细菌繁殖带来机会。

因此,女性在月经期要注意休息,加强个人护理,使用质量好的卫生巾,并且及时更换。这样就能减少尿路感染的机会。

尿石症与尿路感染有什么关系

尿石症与尿路感染之间存在十分密切的关系。尿石造成的尿路梗阻及其对尿路上皮的损伤都可以合并尿路感染;尿路感染(尤其是由分解尿素细菌引起者)时,尿 pH 升高及出现的脓性分泌物可以诱发感染结石。

尿石停留在尿路的某一个部位就可以造成尿路的梗阻,在上尿路就可以造成肾积水或输尿管积水。如遇身体抵抗力下降,就可以合并尿路感染。感染严重时还可以出现发热、寒战、肾积脓等严重的并发症。一旦尿石症合并尿路感染,在结石未去除前,感染往往不易控制。如果感染加重,就会出现发热,甚至是持续性的高热。这是由于以下几点。

① 肾结石合并感染会造成肾内的炎性病变,包括肾盂肾炎、肾实质脓肿、肾积脓及肾周围炎。一般来说,无积水时肾结石合并的感染为肾盂肾炎,有积水时合并的感染可发展为肾积脓,两者都可并发肾周围炎。当肾内发生炎性病变造成急性严重感染时,就会出现发热症状。发热的出现说明结石造成的感染十分严重。

② 输尿管结石合并感染可使输尿管扩张更为显著,在管腔内形成脓性尿液,并向上使感染扩展至肾脏,管腔外引起输尿管周围炎,也可能引起发热。体外冲击波碎石治疗后形成的"石街"就如地震时形成的"堰塞湖"。若是感染结石,其核心中含有细菌,一旦结石被粉碎,它们就会逃逸出来,在"堰塞湖"里迅速繁殖,继续兴风作浪,导致急性肾盂肾炎。

③ 膀胱结石并发感染可使膀胱黏膜发生滤泡样炎性病变或溃疡,晚期可引起膀胱周围炎,严重时则出现发热。

④ 尿道结石合并感染可发生尿道局部炎症、尿道周围炎或尿道周围脓肿,脓肿可向阴囊、会阴溃破形成尿瘘,也可能引起发热。尿道憩室合并感染时也可有发热。

⑤ 有时当患者在全身抵抗力下降时,即使是结石造成的轻度感染也可能引起发热。

因尿路感染形成的结石称为感染结石。以往曾经认为感染结石是由于感染时在尿液中细菌和所形成的脓液团块、脱落的组织碎片凝结在一起作为核心并形成结石的。后来人们发现,感染结石的形成并不那么简单。一方面,感染结石的主要成分与其他结石不一样，是磷酸镁铵、尿酸铵和磷酸钙。另一方面，并不是所有细菌感染时都会形成结石。尿液中的细菌分两类：一类是不产生尿素酶的细菌，如大肠埃希菌、粪链球菌和白假丝酵母菌等；另一种是能产生尿素酶的细菌，如变形杆菌、支原体等。只有那些在尿液中能产生尿素酶的病原体感染时，才会产生感染结石。这是因为尿素酶能分解尿液中的尿素并产生氨，同时使尿液变为碱性。这时尿液中的磷酸盐和尿酸铵等成分处于相对过饱和状态，于是形成大量的磷酸镁铵、磷酸钙、尿酸铵等晶体。此外，人们还发现在产生尿素酶的病原体感染时，只要用药物抑制尿素酶的活性，即使感染没有被控制，也不会形成感染结石。这就从反面证明了尿素酶在感染结石形成中的作用。

尿路梗阻与尿路感染的关系如何

尿路的任何部位如有导致尿液通过受阻的病变就会造成尿路梗阻。尿路梗阻可以由尿路本身的疾病引起，如包茎、尿道狭窄、前列腺增生症、输尿管结石、肾盂输尿管连接部梗阻等；也可以由尿路周围邻近器官及组织的压迫（如腹膜后的肿瘤、妊娠子宫等）造成梗阻。除了这些解剖学上看得见的梗阻外，还有一类由于尿路本身神经功能异常引起的功能性梗阻，如神经源性膀胱等。尿路感染是尿路梗阻最常见的并发症。梗阻时，由于尿液滞留、组织受损、尿液外渗等因素，均有利于尿液中细菌

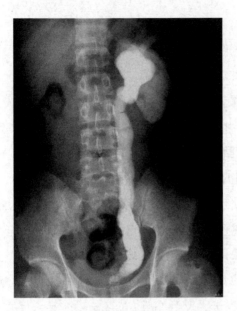

图3 输尿管下段狭窄合
并肾输尿管积水

的生长,一旦机体抵抗力下降,细菌就会兴风作浪,并在梗阻的上方引起感染,并分别导致肾盂肾炎、输尿管炎、膀胱炎、尿道炎。严重时还可合并肾积脓、肾周围炎、肾周围脓肿、尿道周围脓肿。尿道脓肿破溃可以引起尿瘘。男性患者还可以合并前列腺炎、精囊炎、附睾炎等(图3)。

对于没有明显原因的反复尿路感染,我们应该进行认真的检查以发现可能存在的尿路梗阻。尿路感染多见于下尿路的梗阻。可能与细菌易于黏附于膀胱黏膜有关。梗阻严重并发尿路感染(尤其是上尿路感染)时,如果治疗不及时,就可以发展成为败血症,甚至会引起中毒性休克,危及生命。另一方面,梗阻的存在又会使感染的治疗变得十分困难。不解决梗阻的问题,细菌得以继续在尿路生长繁殖,感染就会久治不愈。一旦梗阻的问题得到纠正,感染往往也就很快治愈了。

反过来,尿路感染经久不愈也会引起尿路梗阻。例如,患淋菌性尿道炎的患者往往会因为淋球菌对尿道黏膜的破坏,治疗不及时就会导致瘢痕形成、挛缩,发展成严重的尿道狭窄。

前列腺增生症对尿路感染有什么影响

　　前列腺增生症是老年男性的一种常见病。随着年龄的增加,前列腺增生引起的排尿困难症状会逐渐加重。及至前列腺增生症的晚期,尿路梗阻的症状逐渐加重并最终发展为尿潴留。由于膀胱内有大量的剩余尿,这就成为尿路感染的诱因。梗阻的程度越严重,尿路感染的机会也就越多。前列腺增生症的晚期,膀胱壁上有大量的小梁小室。大小不一的小室(乃至憩室)就成为细菌的"藏污纳垢"之地,使尿路感染难以治愈。长期、反复的感染还会加重膀胱逼尿肌的损害,使病情更趋复杂化。

　　近年来,随着人口的老龄化,前列腺增生症的发病率明显增高,由此引起的尿路感染也随之增多。与其他尿路梗阻引起的尿路感染一样,只要及时发现、及时治疗,就可以延缓前列腺增生、发展的病程,尿路感染的问题也就不那么突出了。关键在于老年男性出现尿路感染时应该想到有前列腺增生的因素,并做相应的检查。

尿道狭窄对尿路感染有什么影响

　　除了先天性的尿道狭窄外,绝大多数尿道狭窄都由外伤(尤其是骑跨伤)所致。任何对尿道上皮或尿道海绵体的损伤,在其愈合过程中都可因疤痕形成而引起尿道狭窄。由淋菌性尿道炎引起的炎症性狭窄也是尿道狭窄的常见原因。留置导尿引起的导尿管性尿道狭窄及对尿道狭窄患者定期进行的尿道扩张后发生的尿道热都是尿路感染常见的医源性原因。

尿道狭窄形成后，近段尿道因排尿时的压力升高而扩张，排尿结束后扩张的尿道内会有残留的尿液，因引流不畅加之尿道黏膜血供差，就容易发生感染。在用力排尿时可引起尿道黏膜破损，导致尿液外渗，进而发生尿道周围炎、尿道周围脓肿，脓肿穿破皮肤形成尿道皮肤瘘。瘘管部位视狭窄部位而异。由前尿道狭窄所致者多在会阴部或阴囊部，由后尿道狭窄所致的尿瘘则可出现在股内侧，亦可形成尿道直肠瘘。个别患者可有多处瘘管，且反复发作。尿道周围感染及尿外渗必然使狭窄进一步加重。尿道狭窄还可发生继发性尿道憩室、尿道结石、前列腺炎、前列腺脓肿、睾丸炎、附睾炎等。不少病例并发膀胱炎、膀胱结石及上尿路感染。由此可见，尿道狭窄与其他尿路梗阻性疾病一样，与尿路感染有相当密切的关系。

要解决尿道狭窄引起的尿路感染，就必须先治好尿道狭窄。大部分尿道狭窄患者可以通过定期尿道扩张而治愈，但在操作时必须注意循序渐进，逐渐增加尿道探子的直径，万万不可操之过急。否则，欲速则不达，不仅不能治好尿道狭窄，反而会造成新的尿道损伤。扩张尿道时，还要注意应用麻醉剂及润滑剂，把尿道扩张可能造成的尿道损伤控制在最小的程度。部分比较严重的尿道狭窄可以通过微创手术进行治疗。尿道狭窄治愈了，尿路感染的问题也就迎刃而解了。

糖尿病对尿路感染有什么影响

糖尿病是一个全身性的疾病。由于抵抗力降低,糖尿病患者(尤其是老年人)很容易患尿路感染。糖尿病患者发生无症状细菌尿是无糖尿病者的3倍。因此,糖尿病患者尿路感染的发生率较一般人群高。在肾盂肾炎患者中,36%的妇女和16%的男性患糖尿病。糖尿病患者易患尿路感染主要与下列因素有关。

① 糖尿病患者的尿液中葡萄糖的含量升高,使尿液成为细菌生长良好的培养基。某些细菌在含糖量较高的尿液中容易繁殖。一旦发生尿路感染,细菌的生长和繁殖都相当快,使病情迅速进展,而且治疗上也非常困难。

② 严重的糖尿病患者往往同时伴有细胞吞噬、细胞免疫等多种防御功能的缺陷,更容易发生尿路感染。还可以产生诸如肾脓肿、肾周脓肿、气性膀胱炎及肾盂肾炎、黄色肉芽肿性肾盂肾炎等严重的并发症。实验证明,糖尿病患者中粒细胞的杀菌能力比一般人群明显减弱。血糖控制后,粒细胞的杀菌作用才会得到恢复。

③ 糖尿病患者易继发末梢神经的病变。作为其结果,神经源性膀胱、尿潴留时细菌容易在膀胱内繁殖,特别是留置导尿管后则更易发生逆行性尿路感染。糖尿病的病程较长时,往往会合并膀胱逼尿肌功能紊乱(尤其是神经源性膀胱)。如出现尿潴留,加之代谢紊乱,机体免疫力降低,尿路感染便成为晚期糖尿

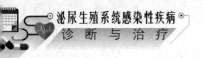
病的严重并发症。一旦发生尿路感染还不容易治疗。严重者可合并真菌感染及其他条件致病菌感染,感染也易于全身扩散引起败血症。

④ 糖尿病与感染可相互影响,糖尿病患者容易并发感染,而感染可加重糖尿病。糖尿病患者并发感染的患病率可高达32.6%~90.5%。在这些感染中以呼吸系统感染最多,其次为尿路感染。糖尿病患者的尿路感染最常见的致病菌为革兰阴性菌,真菌感染也可见到。有10%~20%的患者表现为无症状性菌尿。

免疫功能不全对尿路感染有什么影响

正常人具有一定的免疫功能,能抵御各种病原体的入侵。任何影响和损伤机体免疫功能的因素,都可以使人易患感染,泌尿系感染亦然。免疫缺陷患者罹患泌尿系感染时的临床表现及转归与正常人有所不同。

免疫功能受损或低下包括原发性和继发性两种。在临床上以药物、肿瘤、感染、创伤等所致的继发性免疫功能受损或低下多见。器官移植者、接受放疗或化疗的肿瘤患者、获得性免疫缺损综合征(AIDS)患者及应用免疫抑制药物的患者都存在免疫功能的受损或低下。这些患者易患细胞内细菌、病毒、真菌、原虫的感染,尿路感染的发病率要明显高于正常人。

免疫功能低下者患泌尿系感染时的病原菌除大肠埃希菌

外,常存在耐药菌株,如肺炎克雷白杆菌、枸橼酸杆菌、沙雷菌、肠埃希菌属、铜绿假单胞菌、葡萄球菌等,应及时作尿细菌培养及药物敏感试验。在 HIV 阳性患者中,尿道炎和附睾炎最常见的致病菌是沙眼衣原体和淋球菌。

在免疫功能受损或低下患者的泌尿系感染中,前列腺脓肿是一种十分严重的疾病。而这在免疫功能正常者中则相当罕见,仅占所有前列腺疾病的 0.5%。在 60%～80% 的病例中,其致病菌主要是革兰阴性杆菌,尤其是大肠埃希菌。随着艾滋病的出现,前列腺脓肿的致病菌变得更加复杂。近年来,在艾滋病患者中发现了由热带念珠菌、隐球菌等感染引起的前列腺脓肿。

免疫功能低下合并尿路感染患者具有下列特点:①病情凶险,病死率高;②感染容易扩散;③感染的临床表现不典型;④发生复数菌感染的概率较高;⑤抗菌药物的疗效较差。因此,对这些患者必须给予足够的重视,以免延误治疗并导致严重的后果。

神经源性膀胱与尿路感染有什么关系

神经源性膀胱患者因为神经活动的异常导致膀胱逼尿肌活动的不协调,多数伴有尿潴留,膀胱内大量剩余尿不能排出,给细菌的繁殖创造了条件。剩余尿和膀胱炎症都会产生膀胱结石。反过来结石又会加重排尿困难和感染。如此恶性循环使尿路感染反复发作,迁延不愈,进而炎症向上尿路蔓延,引起肾盂肾炎,造成肾功能损害。此外,有些神经源性膀胱患者都有引流

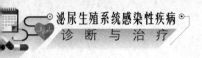
尿液的导管,这也是尿路感染的诱发因素之一。

由于神经源性膀胱患者一旦引起尿路感染很难治愈,反复感染的结果最终导致肾功能的损害。因此,神经源性膀胱患者应该十分注意预防尿路感染,尽可能减少发生尿路感染的机会并尽一切可能保护肾功能。减少膀胱内剩余尿,保持膀胱内低压是一项非常重要的措施。对于无法用药物解决排尿困难的患者,应给予留置导尿或作耻骨上膀胱造瘘以引流尿液。同时应用抗菌药物预防尿路感染的发生。

膀胱输尿管反流与尿路感染有什么关系

正常人的输尿管口存在抗反流机制,尿液只能从输尿管流入膀胱,而不能从膀胱进入输尿管。膀胱输尿管反流的原因主要是由于膀胱输尿管连接部活瓣作用先天性不全或继发于尿路梗阻及神经源性膀胱功能障碍。由于膀胱内因尿液积聚或逼尿肌收缩导致膀胱内压力增高时,输尿管口的抗反流机制会受到损坏,尿流就会从膀胱内倒流入输尿管,甚至肾盂内。

造成膀胱输尿管反流的先天性原因主要有:①膀胱壁段输尿管纵形肌解剖结构异常,使该段输尿管缩短,从而失去抗反流的能力。②输尿管开口异常。③先天性输尿管发育异常。输尿管旁憩室、输尿管口囊肿、输尿管开口于膀胱憩室、异位输尿管开口等输尿管异常也可造成膀胱输尿管反流。

造成膀胱输尿管反流的后天性原因主要是下尿路梗阻(尿

道狭窄和前列腺增生症的晚期)或神经源性膀胱造成膀胱内尿液潴留时膀胱内压长期升高,破坏了输尿管口的抗反流机制,产生反流。

根据尿液反流的程度及上尿路受损的程度,可将膀胱输尿管反流分为五度。Ⅰ度:尿液仅反流至输尿管下段,但输尿管无明显扩张。Ⅱ度:尿液反流至肾盂、肾盏,但肾盂及肾盏均无扩张。Ⅲ度:尿液反流至肾盂肾盏,并有轻或中度肾盂扩张,但无或仅轻度肾盏变钝。Ⅳ度:肾盂、肾盏中度扩张或(和)输尿管扩张、迂曲,但多数肾盏维持乳头形态。Ⅴ度:肾盂肾盏严重扩张,多数肾盏失去乳头形态,输尿管扩张、迂曲。

临床上,膀胱输尿管反流患者除了有恶心、呕吐、厌食、嗜睡、发热和生长迟缓等一般症状外,在膀胱充盈或排尿时由于膀胱内压力急剧升高造成尿液即刻向上反流,患者会感到腰肋部疼痛。若并发急性肾盂肾炎时还可有肋部疼痛或叩击痛。后期可因尿液反流至肾盂和反复的肾盂肾炎造成肾脏发育迟缓和肾瘢痕萎缩,并引起慢性肾功能不全,甚至肾衰竭。有肾瘢痕的反流患者,成年后发生高血压的机会较高。

膀胱输尿管反流时。由于部分尿液在排尿时逆行向上,为细菌从膀胱上行至肾盂提供了通路。因此,患膀胱输尿管反流的患者常并发尿路感染,严重时还可引起发热、肾积脓、败血症等严重问题。

膀胱输尿管反流的诊断方法主要有:①超声波检查;②排泄性尿路造影;③排尿期膀胱尿道造影;④膀胱镜检查;⑤尿动力学检查;⑥对原发疾病(如前列腺增生、膀胱颈部梗阻、神经源性膀胱、尿道狭窄、后尿道瓣膜等)的检查等。尿液的常规检查及细菌学检查对明确尿路感染的存在、致病菌的种类及对抗生素的敏感性、制订治疗的方案尤其重要。

对膀胱输尿管反流主要是进行非手术治疗。目的是用药物控制尿路感染,防止肾盂肾炎对肾脏的损害。选用适当抗生素并配合按时排尿法和连续排尿法以减少膀胱内剩余尿。定期复查尿常规、尿培养和排尿期膀胱尿道造影,以观察疗效。只有严重的、产生并发症的反流才需要进行手术治疗(如输尿管膀胱再植术等),重建输尿管口的抗反流机制。

膀胱阴道瘘患者为什么容易得尿路感染

膀胱阴道瘘是妇产科的一个十分严重的并发症,严重影响生活质量。可能的原因有骨盆骨折或穿透伤、盆腔手术的并发症、盆腔肿瘤放射治疗后的并发症等,个别的产后妇女因为产程延长,胎头对膀胱底部及尿道长时间压迫造成局部组织坏死也会出现膀胱阴道瘘。由于膀胱与阴道相通,尿液持续从瘘口经阴道流出,患者十分痛苦。同时阴道内的细菌也非常容易经瘘口进入膀胱,引发尿路感染。所以,只要膀胱阴道瘘没有得到治愈,尿路感染也就不可能得到治愈。只有通过手术修复瘘口,使泌尿道与阴道完全隔离开来,才是解决问题的根本。

近年来,由于加强了对孕妇的产前检查及产科医疗水平的大大提高,这种患者已经极其少见了。

膀胱直肠瘘患者为什么容易得尿路感染

膀胱直肠瘘可以是因为骨盆骨折时的损伤、盆腔手术的损伤、放射治疗的并发症、直肠肿瘤破溃至膀胱等因素所致。由于直肠内的粪便经过瘘管直接进入膀胱,就不可避免地发生尿路感染。而且与膀胱阴道瘘相比,膀胱直肠瘘所致的尿路感染更严重、治疗更困难。

膀胱直肠瘘患者除了在尿常规检查时可见脓细胞外,尿液中还可见粪便。这种患者还有一个特征性的症状就是气尿,即尿液中除了混有粪便以外,肠道里的气体也会经过瘘管进入膀胱。这样,在排尿时(特别是排尿结束时)膀胱内的气体就会随尿同时从尿道口排出,成为真正意义上的"屁滚尿流"了。

对膀胱直肠瘘,首先是行结肠造瘘术,让粪便改道,即不让粪便经过瘘口进入膀胱,避免粪便继续污染膀胱。同时积极治疗尿路感染。待条件成熟,再施行瘘口的修复手术。

妊娠对尿路感染有什么影响

妊娠后,子宫逐渐增大,膀胱也随之向上移位。随着妊娠的进展,膀胱随子宫上升至腹腔,膀胱底部扩大增宽。妊娠期膀胱容量增加,对尿流率有一定的影响。由于妇女在妊娠期间内分泌的改变,膀胱逼尿肌处于松弛的状态,收缩力量有一定程度的减弱。在妊娠的后期,增大的子宫会对膀胱和后尿道产生压迫,增加排尿的阻力。

由于膀胱受到影响,妊娠期可以产生一系列的症状。如在妊娠早期,增大的子宫对膀胱造成压迫,因此膀胱会受到刺激,出现尿频症状。待妊娠3个月后子宫体部超出盆腔,膀胱即不再受压迫,尿频症状即会自然消失。到妊娠后期,胎儿先露部下降入盆,又压迫膀胱,这时又可出现尿频症状。此时,如子宫后倾,可压迫盆腔各脏器。膀胱三角区受压,阻塞后尿道可引起尿潴留。

妊娠期由于雌激素分泌增多,尿道周围的菌群可发生变化、局部免疫力降低,还可引起输尿管平滑肌张力降低,蠕动减弱。在妊娠后期,宫体膨大压迫输尿管及膀胱,导致尿流不畅,这些因素均可使妊娠期尿路感染发病率增高。据统计,大约4.5%的孕妇有细菌尿,其发病率较无妊娠的同龄女性组高,高龄孕妇和经产妇的发病率更高。因此,妊娠是尿路感染的重要诱因。而且无症状细菌尿是首个被明确与围生期不良结局密切相关的亚临床感染之一,无症状细菌尿的孕妇产出早产儿或低体重儿的概率是没有菌尿的孕妇的20～30倍。现在很多孕妇都担心治疗尿路感染的药物会影响胎儿的发育,因此最好的办法是预防尿路感染的发生,而且建议在妊娠的前3个月每月做1次尿培养检查,有无症状菌尿的孕妇应该接受口服抗菌药物治疗。

小儿尿路感染有什么特点

尿路感染是小儿泌尿系统的常见病之一。小儿尿路感染主要有以下特点：

1. **临床症状多不典型**　婴儿期尿路感染往往以高热起病，与呼吸道感染十分相似，有的还伴有食欲不振、呕吐、腹泻、烦躁，甚至惊厥等消化系统和神经系统症状，很少出现典型的尿频、尿急、尿痛等尿路刺激症状。有时仅因小便有刺痛感而表现为哭吵而已，往往被误诊为上呼吸道感染、婴儿腹泻，甚至颅内感染等。学龄前儿童尽管能够自诉有尿频症状，但还是容易被家长忽略。

2. **合并泌尿系统畸形的比率较高**　有尿路畸形的患儿，尿路感染通常反复发作，经久不愈。对经过治疗后尿路感染仍反复发生的患儿，应进行必要的泌尿系统检查。

3. **男婴明显多于女婴**　婴儿尿路感染中男女之比大约为10∶1。可能主要与男婴的包皮垢及泌尿系统畸形多于女婴有关。

4. **导致肾发育障碍的比例高**　婴幼儿尿路感染很易造成永久性肾实质损害，甚至肾发育不全，后果远较成人严重。据统计，小儿有症状的尿路感染中，约1/3有肾瘢痕形成，尤以女性为多见。成人期看到的不规则瘢痕化的肾盂肾炎往往可以追溯到小儿期频发肾盂肾炎的病史。因此，应当重视小儿尿路感染的诊治，及时发现，及时治疗，以免发生难以挽回的后果。

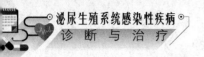

老年人为什么易患尿路感染

随着社会经济的不断发展,人口老龄化的趋势日益明显。老年人中的尿路感染问题应该引起社会的关注。

老年人尿路感染患病率高的原因主要有以下几点。

① 随着年龄的增长,老年人的膀胱肌层逐渐变薄,纤维组织增生,膀胱容量减少,逼尿肌收缩力量减弱,排尿后仍有一部分尿液滞留在膀胱内,使膀胱内剩余尿量增多。另一方面,由于老年人中枢神经系统疾病(如脑出血、脑梗死、脑萎缩等)影响排尿功能的控制,又易致使膀胱不能自主收缩,引起尿失禁等现象,加上膀胱局部对细菌的抵抗能力减弱,因此造成老年人泌尿系感染的发生率增高。

② 老年男性前列腺增生及女性膀胱颈部梗阻可造成程度不同的排尿不适或困难,患者往往出现尿潴留。另外,男性前列腺液分泌减少,局部抵抗能力减退也是老年男性泌尿系感染的一个原因。女性骨盆底肌肉松弛而出现膀胱膨出,尿失禁、尿潴留以及因子宫脱垂而致尿流不畅,剩余尿量随年龄而逐渐增多,这也是老年女性泌尿系易感染的一个原因。

③ 由于尿路结石、尿道狭窄、前列腺增生、前列腺癌等梗阻因素存在,破坏了正常尿路的抗反流作用。在肾盂中,滞留的尿液还是细菌良好的培养基,由于高浓度氧离子的抗补体作用,使一些细菌容易生长,因而成为泌尿系感染的又一危险因素。

④ 老年人2型糖尿病患病率上升,可达10%以上。糖尿病患者的增多,导致泌尿系感染的比例也随之增高。

长期卧床的患者为什么容易患尿路感染

由于疾病的原因(如脑血管意外或脑外伤所致的瘫痪、脊柱或下肢骨折、年老体弱、晚期癌症或重度慢性心功能不全的患者等),不少患者不得不长期卧床。由于排尿习惯的改变,尿液排出不畅,膀胱剩余尿量增多,有利于细菌的生长繁殖,易发生尿路感染;其次,长期卧床的患者由于尿潴留而长期留置导尿时,尿路感染的机会增加,留置导尿管时尿路感染的发生率可高达90%;再次,长期卧床的患者多见于老年人,而老年人尿路发生退行性变,黏膜防御能力减弱,且老年男性多有前列腺增生症,剩余尿量增多,使细菌容易乘机生长繁殖,从而引起尿路感染。此外,长期卧床的患者可能身体虚弱,免疫力降低,也易发生尿路感染。因此,对长期卧床的患者除了必要的医疗外,护理(包括家庭护理)对预防尿路感染的发生就显得十分重要。

为什么经常憋尿容易引起尿路感染

正常排尿过程是一种受意识和神经控制的反射性活动。在正常情况下,当膀胱充盈到一定程度时,就会刺激感受器,并经神经

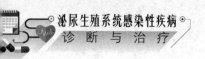

反射传至大脑产生尿意。此时如遇不便排尿等场合,只好强忍,不让小便排出称为憋尿。除非遇到不得已的情况,否则不要憋尿。憋尿是一种不良习惯,其直接危险是导致尿路感染。首先,憋尿影响了正常规律性的排尿过程,使尿液滞留膀胱过久,增加了细菌生长繁殖的机会。其次,由于憋尿时膀胱内压力增高,影响了膀胱黏膜的血供和正常的生理功能,降低了黏膜防御能力,故而易发生感染。再次,憋尿使膀胱内压力增高,细菌易于沿输尿管上行引起肾盂肾炎。此外,经常憋尿使膀胱扩张而长期处于充盈状态,久而久之,膀胱壁弹性减退,压力感受器反应迟钝,膀胱收缩力下降,以致排尿后膀胱内残存尿量增多,甚至出现尿潴留,进一步加重尿路感染。因此,不应该养成憋尿的习惯,有尿意时应该及时排尿。对于上班时不便排尿的人,在上班之前应尽量少喝水,以免在工作期间出现尴尬的情况。有些人沉溺于麻将,对输赢十分在意,宁可憋尿也不离开麻将桌,这些人就更容易患尿路感染。

膀胱内有异物为什么容易引起尿路感染

膀胱异物通常因一些人出于好奇或为探索人体奥秘而经尿道将牙签、电线、塑料管等异物放入膀胱所致;也可是医疗行为过程中遗留的异物(如导尿管气囊破裂后的碎片、暴露于尿液的缝线头);一部分人存在精神问题,会自行将异物置入尿道以求得一种欣快感;还有一部分人因为某些原因而产生轻生的念头,以为只要将异物置入体内就能求得一死。

异物一旦进入膀胱就会成为膀胱结石形成的核心。结石对膀胱黏膜(尤其是三角区)的机械性刺激,可导致黏膜损伤、出血,使黏膜的防御能力遭到破坏,从而有利于细菌的侵入,引起尿路感染。尿路感染反过来也会使以异物为核心的膀胱结石日渐增大。因此,一旦发现膀胱内有异物,就应及时取出,以免诱发尿路感染。

什么是医源性尿路感染

医源性尿路感染是指患者在医院期间因诊断性操作或治疗过程中由医疗行为所引起的尿路感染。常见的原因有引各种原因所需的留置导尿、泌尿生殖道的器械检查及治疗等。

由于泌尿外科疾病本身及诊断和治疗的特殊性,医源性尿路感染的发病率要比其他疾病的院内感染高。据有关部门的规定,泌尿外科发生院内感染的范围可允许控制在 60% 以内,远远超过其他临床科室。尽管在诊断及治疗泌尿外科疾病的过程中,尿路感染难以避免;我们还是应该层层把关,把院内感染的比例控制在尽可能低的水平,减轻患者的痛苦及降低医疗的费用。

有哪些医源性因素可以导致尿路感染

医源性尿路感染中最常见的原因是尿路器械的操作,尤其是导尿管的使用。在相对健康的人中,导尿 1 次后发生持续性菌尿的比例为 1%～2%;在抵抗力差的患者或伴前列腺增生患者中发生率相对较高。留置导尿管 4 天后,发生持续性菌尿的比例可超过 90%。

其他可以导致医源性尿路感染的因素主要有:①各种泌尿系统的外引流或内引流,如:肾造瘘管、膀胱造瘘管或输尿管支架管。②一些妇产科的检查及手术前必须放置尿管,手术后还需留置导尿。③长期卧床膀胱不能完全排空或者剩余尿量增多可能导致的医源性尿路感染。有些患者因长期服用广谱抗生素,细菌产生了耐药性,有的患者甚至出现菌群失调,也易发生医源性尿路感染,一旦发生尿路感染,往往难以治愈。特别是长期留置导尿管者,有引起严重的肾盂肾炎和革兰阴性菌脓毒血症的危险。④经泌尿道的各种微创手术(经尿道前列腺电切术、经输尿管镜钬激光碎石术、经皮肾镜取石术等),由于术中器械反复操作,均可能引起尿路感染。膀胱肿瘤术后定期做膀胱灌注治疗时也有造成医源性感染的可能。

经尿路的器械检查与治疗实际上是一把双刃剑。一方面它是诊断和治疗的重要手段;另一方面它又是造成尿路感染的重要原因。现代医学已经在降低尿路感染方面取得许多进展,如将原来的橡胶导尿管改为硅胶导尿管、将微创手术器械的直径尽可能缩小等。尽管如此,作为院内感染的尿路感染仍然不能完全避免,这就需要医患双方相互了解,共同努力,战胜疾病。

留置导尿的患者为什么容易得尿路感染

在泌尿外科造成院内感染的诸多因素中,留置导尿是最常见的一个因素。导管引起的尿路感染占 36%,其中约 26% 是留置导尿管(2～10 天)引起的细菌尿。长期留置导尿管的患者都会合并无症状菌尿,但治疗与否对患者出现症状性尿路感染的发生率没有影响的。

首先,导尿管作为异物可致尿道黏膜及膀胱黏膜产生刺激性反应。因尿道本身狭窄、导尿管直径选择不合适或润滑剂不够、无菌操作执行不严格等因素均可导致插入导尿管过程中损伤尿道黏膜,并增加尿道及膀胱感染的机会。此外,导尿管插入过深致导尿管在膀胱内打折均可导致引流不畅,有利于细菌生长繁殖,加重膀胱感染,重者可形成脓尿。如果导尿管固定不当,导尿管在尿道内移动幅度过大,可加重尿道黏膜的损伤,并将细菌带入尿道及膀胱造成感染。有些患者不能做到按时更换导尿管,致使尿盐沉积在导尿管壁上,也是尿路感染的重要原因。

其次,集尿袋内壁及空气中的致病菌混入尿液内繁殖。当引流管接触尿液时致病菌沿引流管内壁逆行进入膀胱。更换集尿袋或冲洗膀胱时引流管与尿管接头端消毒不严格,接头端污染致病菌可进入膀胱。

另外,病房内病原体较多,患者身体抵抗力低下又辗转于床

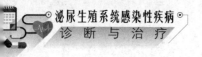
上,自洁能力丧失而外阴难以保证无菌状态(如没有按时清洁尿道外口等),均易致泌尿系感染。尤其截瘫患者合并压疮后使泌尿系感染加重。

尿道扩张后为什么会出现尿道热

尿道热是因经尿道手术(如尿道扩张术、经尿道前列腺电切术、留置导尿等)后发生的严重并发症。尿道热是困扰泌尿外科医生的一个难题。有些患者即便是很小的操作、哪怕已经做了充分的准备,仍然会发生尿道热。而正是这样的患者还必须经常进行经尿道的操作(如尿道扩张)。

患者可在术后一至数小时内出现高热、寒战、恶心、呕吐,重者出现低血压,严重者还可发生中毒性休克、急性肾上腺皮质功能不全。血常规检查可见白细胞明显增高,血培养可得到与尿培养相同的细菌。之所以会出现这样的情况,是由于尿道黏膜的皱褶内常有较多细菌,在经尿道操作时(特别是器械通过尿道狭窄段有一定困难时)会造成尿道黏膜的损伤,尿道内的细菌即可通过损伤的创面直接进入血循环,引起菌血症、毒血症或脓毒血症。对经尿道手术后出现尿道热症状的患者(尤其是对曾经发生过尿道热的患者),必须意识到问题的严重性,立即给予有效的治疗,应用大剂量广谱抗生素和激素,合并有休克者应按中毒性休克治疗。如抢救不及时,可致患者死亡。

为了避免发生尿道热,应严格掌握经尿道手术(尤其是尿道扩张术)的适应证。行经尿道手术前必须先作尿常规检查,确认尿常规正常时才可以施行手术。若发现尿液内白细胞增多,就应该暂停手术并给予抗生素治疗,待尿常规正常后才能开始经尿道手术。对急性尿道炎及急性前列腺炎患者,更应禁忌任何经尿道手术;对有些慢性炎症患者因病情需要而必须行经尿道手术时,术前应给予抗生素以预防尿道热的发生;对既往因尿道狭窄而行尿道扩张术后曾出现尿道热的患者,更应慎重施行该操作,动作要轻柔,要"跟着感觉走",切忌施加暴力。在增加尿道探子的直径时一定要循序渐进,切记不能操之过急,否则欲速则不达,反而酿成严重的后果。

为什么有些尿路感染经久不愈

一般说来,尿路感染如能及时得到诊断与治疗,疗效会很好。但有些人反复发生尿路感染,也有些人病程迁延、经久不愈,十分苦恼。究其原因,主要有以下几种:

1. **解剖异常** 尿路有解剖异常(如膀胱三角区先天发育不良、膀胱输尿管反流、肾盂输尿管连接部梗阻等)的患者会因梗阻等因素而经常发生尿路感染。

2. **各种原因所致的尿路梗阻** 如前列腺增生、尿道狭窄、膀胱颈部梗阻、输尿管狭窄等造成的机械性梗阻及由于神经源性膀胱、膀胱逼尿肌功能障碍等原因引起的功能性梗阻。其结果是造成肾积水或膀胱内有剩余尿。

3. 肾脏或膀胱壁残留有微型脓肿

4. **出现耐药变异菌株或有混合感染** 治疗过程中出现了耐药变异菌株或有混合感染,敏感细菌被消灭,剩下耐药菌株持续存在;或因为应用抗生素后,菌群失调出现真菌感染,使抗感染药物治疗无效。

5. **治疗不彻底导致细菌残存** 对尿路感染的治疗不彻底,尿路内有残存的细菌,一旦机体抵抗力降低或环境发生改变时即迅速繁殖,导致感染复发。

6. **自行用药** 有些经常尿路感染的患者,自以为自己是"久病成良医"。一出现症状就自行服药;症状一缓解就自行停药。这些患者用药极不正规。不仅抗菌药物的选择不当,而且疗程也太短,因为剂量不够,抗菌药物在尿中不能达到有效的抗菌浓度,致使细菌长期存在于泌尿道内。

7. **结石** 某些细菌(如大肠埃希菌、变形杆菌等)能产生尿素酶将尿素分解变为氨,使尿 pH 呈碱性。在碱性环境中,磷酸钙和磷酸镁铵晶体易于沉淀,以细菌为核心形成结石(即所谓的感染结石)。在这种情况下,抗生素仅能暂时杀灭尿液中的细菌。如果不及时解决结石的问题,残留于结石中的细菌随时可能死灰复燃,再次引起感染。

尿路感染经久不愈会造成严重的后果。因此,必须认真寻找原因,采取有效措施,尽快治愈尿路感染。作为患者,千万不能自以为是,一定要遵照医嘱进行正规的治疗,只有这样,才能取得满意的疗效。

腺性膀胱炎的病因是什么

腺性膀胱炎是一种比较少见的非肿瘤性炎性病变,具体病因至今尚不明确。目前主要有两种学说,即移行上皮化生学说和胚胎组织残留学说。

移行上皮化生学说认为正常的膀胱黏膜内没有腺体,但在梗阻、感染和结石等慢性刺激下,膀胱黏膜上皮形成上皮芽,然后伴有上皮芽的移行上皮细胞向下增殖,到达黏膜固有层而形成移行上皮巢(即 Brunn 巢),Brunn 巢突入基底膜,其中心细胞分化,就成了囊性膀胱炎;随后囊壁表层细胞再形成柱状上皮并有分泌功能,从而形成真正的腺体,即成为腺性膀胱炎或腺癌。胚胎组织残留学说则认为胚胎时期直肠从尿生殖膈分离时,可能有移位胚胎残余遗留,在一定情况下会转化成腺体成分。化生过程则由炎症所致,若进一步发展可致腺性膀胱炎,也可再发展成恶性病变。

目前认为腺性膀胱炎为癌前病变,有些危险因子可促进腺性膀胱炎向膀胱癌转化,如:①有害化学物质的长期刺激。从事化工、印染业的工作者,由于频繁接触氯、硫、苯、苯胺等多种有害物质,经皮肤或饮水进入人体,通过血液循环经尿路排泄,对尿路产生长期刺激。而膀胱作为贮尿器官,与有害物质接触的时间更长,从而导致膀胱黏膜的病理改变,黏膜上皮出现化生及不典型增生,继而转化为癌。②持久反复发作的感染。越来越

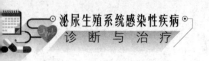
多的流行病学调查表明,非职业因素(如乳头状瘤病毒感染)在膀胱癌的发生中也有重要作用。感染导致发炎的膀胱细胞内核仁染色体上的基因移位,氧自由基损伤染色体,从而使细胞转化成为癌细胞。另外,*H-ras* 癌基因与膀胱癌的关系也较密切,研究发现,腺性膀胱炎 *H-ras* 的表达阳性组癌变率为45%,阴性组无一癌变,提示 *H-ras*、*P21* 表达是发生组织恶变的指标之一。③腺性膀胱炎伴膀胱结石或排尿不畅。前列腺增生、尿路结石等因素的存在常可导致尿路梗阻和尿潴留,因而尿液中有害物质接触膀胱黏膜的时间相对较长,对膀胱上皮的损害机会增加,加之梗阻易引起感染,对膀胱上皮的损害就更大。一般来讲,结石首先引起膀胱增殖性炎症,如腺性膀胱炎等,逐渐导致癌变。

间质性膀胱炎的病因是什么

间质性膀胱炎是一种慢性非细菌性膀胱炎症。它是一种与膀胱充盈相关的耻骨上疼痛,伴随昼夜排尿次数的增加,但无泌尿系感染等其他疾病。

对间质性膀胱炎的病因及发病机制仍不甚清楚。目前大致有以下几种假说。

1. **由隐匿性感染所致**　间质性膀胱炎具有细菌性膀胱炎的许多特点,有人提出细菌、病毒、真菌等感染可能是间质性膀胱炎的病因,虽然目前还没能从患者中检测出明确的病原体,但有证据表明间质性膀胱炎患者尿中微生物(包括细菌、病毒、真菌)

明显增高。有学者认为是由于尿路感染造成永久性膀胱损伤，并产生临床症状。

2. 由于遗传因素所致　间质性膀胱炎可能与种族有关。北美人间质性膀胱炎发病率明显高于日本人，犹太女性发病率(14%)远高于其他种族(3%)，而黑人很少患间质性膀胱炎。临床上有一对母女甚至一对双胞胎同时患病的报道，进一步表明遗传易感性在间质性膀胱炎发病中的作用。

3. 与神经源性炎症反应有关　在应激状态如寒冷、创伤、毒素、药物的作用下，交感神经兴奋，释放血管活性物质，引起局部炎症和痛觉过敏，血管活性物质也可进一步活化肥大细胞，使血管扩张、膀胱黏膜损害引起炎症反应。

4. 由于肥大细胞活化所致　肥大细胞的活化与聚集是间质性膀胱炎主要的病理生理改变。科学家发现，在有 Hunner 溃疡的患者中，其固有层与肌层肥大细胞分布密度明显增高。肥大细胞多聚集于神经周围，在急性应激状态下，肥大细胞活化并脱颗粒，释放多种血管活性物质如组胺、细胞因子、前列腺素、胰蛋白酶等，可引起严重的炎症反应。

5. 由于自身免疫病所致　很多学者认为，间质性膀胱炎是一种自身免疫病，因为它与其他自身免疫病有许多共同的特点：①多见于女性；②患者同时患其他自身免疫病的比例较高；③患者中对药物过敏的病例占 26%～70%，在许多患者身上可检出抗核抗体；④组织学检查伴有结缔组织的病变；⑤应用免疫抑制剂治疗有一定疗效。

6. 膀胱移行上皮功能不良　膀胱移行上皮细胞上的氨基多

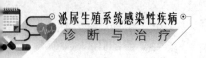

糖层(Glycosaminoglycans，GAG)具有保护层的作用,它能阻止尿液及尿液中成分通过尿路上皮损伤膀胱壁的深层组织,如神经、肌肉等。间质性膀胱炎患者由于膀胱移行上皮功能不良,GAG层缺陷,通透性增加,使尿液中的毒性物质进入膀胱肌层中,损伤肌肉和神经,引起尿急、尿频等刺激症状。

有哪些途径可以导致泌尿生殖系结核

　　泌尿生殖系结核是全身结核病的一部分,多数继发于肺结核,少数继发于肠结核或骨关节结核。可累及肾、输尿管、膀胱、尿道、前列腺、精囊、睾丸、附睾、输精管、输卵管等部位。其中最主要的是肾结核。结核杆菌传播至肾脏通常有 4 条途径:

　　1. **血行播散**　最主要的感染途径。结核杆菌从肺部结核病灶中侵入血流而播散到肾脏;

　　2. **上行感染**　实际上这是结核杆菌在泌尿系统内的蔓延扩散。当一侧尿路发生结核病变后,结核杆菌可经膀胱向上反流至对侧肾脏;

　　3. **淋巴感染**　为全身的结核病灶或淋巴结核病灶内的结核杆菌通过淋巴道播散到肾脏;

　　4. **直接蔓延**　在肾脏附近的器官如脊柱、肠的结核病灶直接扩散蔓延累及肾脏。因此,在泌尿系统各器官中,肾脏是最为常见、最先发生的器官,以后再由肾脏蔓延至整个泌尿系统。

膀胱结核的发病因素有哪些

膀胱结核是泌尿系统结核的一部分。主要继发于肾结核，被来自肾脏的含结核杆菌的尿液感染所致，或从黏膜下沿输尿管蔓延所致。膀胱三角区很快出现充血、水肿，逐渐出现结核结节。

极少数膀胱结核是由前列腺结核蔓延而来。膀胱结核通常是全身结核的一部分，原发病灶大多在肺、骨和肠道。病原菌主要为人型结核杆菌。

膀胱结核是否一定合并肾结核

究竟是先有膀胱结核还是先有肾结核？一般来说，膀胱结核多是继发于肾结核，因此，大多数有膀胱结核的患者同时都有肾结核。临床上，有些诊断为膀胱结核的患者没有明显的肾结核临床表现，而最早出现的是膀胱结核的症状，即尿频、尿急、尿痛和淘米水样的尿液等。因此，人们曾经误认为肾结核是膀胱结核的并发症。其实不然，恰恰是先有肾结核，后有膀胱结核。因为先出现膀胱结核的症状，所以人们常常把膀胱称为肾结核的"代言人"。

当然，也有极少数病例的膀胱结核是由前列腺结核蔓延而

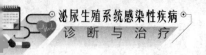
来。但这种情况十分少见。

什么情况下会出现血精呢

精液中出现肉眼可见的血经常会使患者感到不安,但临床上出现血精多为良性疾病。常见的引起血精的原因为泌尿生殖道感染,如前列腺炎、精囊炎等,还包括性传播疾病(如衣原体、单纯疱疹病毒、淋病、毛滴虫等感染),血吸虫病,癌症侵犯精囊,先天性(血管畸形等)及药物诱导的出血性疾病等,个别的输精管结扎术也可以引起一周或更长时间的血精。还有个别年轻人由于短时间内(如几周内)的频繁每日射精也会引发血精。

为什么更年期或绝经后的妇女容易反复尿路感染

首先在解剖学上,由于女性的尿道口与阴道口是毗邻关系。两者在疾病的发生和发展方面也是密切相关,可谓一荣俱荣、一损俱损。

其次女性体内的雌激素可以通过下尿路(膀胱三角区、尿道、尿道旁组织和尿道括约肌)中丰富的雌激素受体在尿路感染、膀胱过度活动(OAB)症状以及尿失禁中发挥作用。雌激素有助于膀胱的收缩功能、通过增加钙黏蛋白来支持尿路上皮的完整性和促进阴道菌群的多样性,防止尿路感染的发生。妇女在更年期或绝经期后，由于卵巢功能下降，体内雌激素减少，导致阴道灼烧、干燥和阴道内 pH 增加。这就导致膀胱、尿道和生殖器官的上皮发生萎缩，上皮角化组织减少，糖原含量下降，阴道内的酸性环境遭到破坏，对于细菌的抵抗能力也就减退，细菌容易在阴道和尿道内繁殖。此外，由于阴道内分泌物减少，性交时容易造成阴道黏膜的损伤，也易于合并尿路感染。由于阴道及会阴部黏膜的变化降低了尿道及膀胱抵御细菌感染的能力，使得下尿路感染频频发生。解决好雌激素减少对下尿路和生殖器官的影响对预防女性尿路感染甚为重要。

当然，更年期、绝经后的妇女更容易发生尿路感染还与她们的机体抵抗力和免疫力降低有关。

泌尿生殖道感染人乳头瘤病毒有什么影响

人乳头瘤病毒（human papilloma virus, HPV）是一种乳头瘤病毒科的 DNA 病毒，在男性和女性中，是最常见的性传播感染（sexually transmitted infection, STI）。虽然已有超过 150 种 HPV 亚型的报道，但至少有 14 种可致癌（如宫颈癌、肛门癌和阴茎癌），人类最常见感染的是 HPV6，11，16 和 18 亚型，而 HPV6 和 11 导致了超过 90％男性生殖器疣，HPV16 和 18 与肛门癌和阴茎癌有关。大多数 HPV 感染为无症状感染，或未经治疗即自愈。最常见的临床表现包括生殖器区域的肛门生殖器疣、癌前或恶性病变。

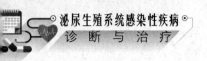

　　泌尿生殖道的 HPV 病毒感染,可以对男性生育力造成不利影响,引起尿道炎症和影响精液质量。男性无症状的 HPV 感染与不明原因的不育有关。一些研究报道,精液中可检测出 HPV,其可与精子的头部结合,并影响精子的活力和形态,因此,可导致男性不育,精液 HPV 感染是男性不育的重要危险因素。包皮环切术可以减低男性冠状沟和阴茎主干上高危型 HPV 的发病率,并被认为可能阻止 HPV 的感染及传播。

症状篇

尿路感染有什么症状

尿路感染是微生物(主要是细菌)所致的尿路炎症。尿路感染的发病率相当高,多见于女性,尤其是妊娠期妇女。尿路感染可分为上尿路感染和下尿路感染,上尿路感染指的是肾脏及输尿管的炎症,最常见的是肾盂肾炎;下尿路感染包括尿道和膀胱的炎症。肾盂肾炎又可分为急性肾盂肾炎和慢性肾盂肾炎。

尿路感染的临床表现是多种多样的,主要有以下几种。

1. **排尿异常** 尿路感染常见的排尿异常是尿路刺激征,即尿频、尿急、尿痛、排尿不适等症状。不同的患者中这些症状的程度轻重不一。急性期炎症患者往往有明显的尿路刺激征;但在老年人、小儿及慢性尿路感染患者,则通常尿路刺激症状较轻,只有轻度的尿频、尿急,或排尿不适等。尿路感染患者中也可见尿失禁和尿潴留。慢性肾盂肾炎引起的慢性肾衰竭早期可有多尿,后期可出现少尿或无尿。

2. **全身中毒症状** 如发热、寒战、头痛等。主要见于上尿路感染患者,特别是急性尿路感染及伴有尿路梗阻的患者尤为多见。

3. **尿液异常** 尿路感染可引起尿液的异常改变,常见的有

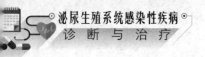

细菌尿、脓尿、血尿和气尿等。

4. **腰痛** 临床非常常见的症状。可以引起腰痛的疾病非常多,俗话说:"患者腰痛,医生头痛。"其中肾脏及肾周疾病是腰痛的常见原因之一。肾包膜、肾盂、输尿管受刺激或张力增高时,均可使腰部产生疼痛感觉。肾及肾周围炎症(如肾脓肿、肾周围炎、肾周围脓肿、急性肾盂肾炎)常引起腰部持续剧烈胀痛;慢性肾盂肾炎引起的腰痛常为酸痛;下尿路感染一般不会引起腰痛。

尿路感染可以合并哪些疾病

大多数尿路感染患者经过治疗都能治愈,只有一小部分患者因为种种原因,感染经常复发,病程拖得很长,导致一系列并发症的发生,有的甚至带来严重的并发症。尿路感染最常见的并发症有以下几种。

1. **脓毒血症** 革兰阴性杆菌脓毒血症的原因中,尿路感染约占 55%,多发生于急性症状性尿路感染,特别是泌尿系统器械检查、尿道扩张或导尿后。严重的复杂性肾盂肾炎,特别是并发急性肾乳头坏死者也易发生革兰阴性杆菌脓毒血症。偶可见于严重的非复杂性肾盂肾炎。主要表现为起病时大多数患者可有寒战、高热、全身出冷汗,另一些患者仅有轻度全身不适和中等度发热。稍后病势可变得凶险,患者血压很快下降,甚至可发生明显的休克,伴有心、脑、肾缺血的临床表现,如少尿、氮质血症、酸中毒及循环衰竭等。革兰阴性杆菌脓毒血症来势凶险,突然的寒战、高热,常引起休克,休克一般持续3～6天,预后严重,死亡率高达50％。但某些老年性前列腺增生或全身衰竭的患者,症状可不典型。临床上,可无发热和白细胞升高,应予以注意。本病的确诊取决于血细菌培养的结果,故对可疑患者在开始治疗前即应作血、尿的细菌培养和药敏试验,并在治疗过程中(特别是在治疗效果不佳的情况下)多次培养,根据药物敏感试验的结果及时调整抗生素的使用。去除感染源是处理中毒性休克的重要措施,常用措施为抗感染,纠正水、电解质和酸碱平衡紊乱,使用大量皮质类固醇激素,以减轻毒血症状;一旦发现有弥漫性血管内凝血的迹象,就应及时进行相关检查以求确诊并开始治疗。

2. **感染性结石**　感染性肾结石是由感染而形成的,它是一种特殊类型的结石,占肾结石的15％～20％,其主要成分是磷酸镁铵和羟基磷灰石。感染结石的形成主要与能产生尿素酶的病原体(如变形杆菌、支原体等)感染有关。尿素酶将尿素水解变成二氧化碳和氨。氨又水化为铵;二氧化碳则水化为碳酸并进一步分解为氢离子和碳酸根。结果使尿pH升高,形成磷酸镁铵及尿酸铵结石。另一方面,感染时形成的铵可损害覆盖在正常尿路黏膜表面的葡胺聚糖,允许细菌和磷酸镁铵晶体黏附到黏膜表面并增加晶体的黏附力。在大肠埃希菌感染的患者中,13％有磷酸镁铵结石。这主要是大肠埃希菌降低了尿激酶活性和增加了唾液酸酶的活性,这导致尿中基质物质的产生并有利于晶体黏附到尿路上皮。感染性肾结石治疗困难,复发率高,如处理不当,会使肾盂肾炎变为慢性,甚至导致肾衰竭。临床上除有肾结石的一般表现外,还具有结石生长快、常呈鹿角型(铸型结石)、X线平片上显影,常伴有持续的或反复发生变形杆菌等致病菌的尿路感染病史的特点。根据病史、体格检查、血尿化验和 X 线检查等可作出诊断。患者常有变形杆菌尿路感染病史,尿 pH>7,尿细菌培养阳性。治疗包括内科治疗、手术治疗和其他治疗方法。肾结石在 0.7~1 cm 以下,表面光滑,可用非手术治疗。目前尚无满意的溶石药物,通常需使用对细菌敏感的药物。其次,可用氯化铵酸化尿液。手术治疗是重要的治疗措施,应劝患者尽早手术。其他治疗包括大量饮水、酸化尿液、利尿解痉等。

3. **肾乳头坏死** 尿路感染的严重并发症之一,常见于严重肾盂肾炎伴有糖尿病或尿路梗阻时,并可合并革兰阴性杆菌脓毒血症,或导致急性肾衰竭。肾乳头坏死可由乳头尖端至肾皮质和髓质交界处,波及整个锥体,有大块坏死组织脱落。小块组织可从尿中排出,大块组织阻塞尿路。因此,肾盂肾炎合并肾乳头坏死时,除肾盂肾炎症状加重外,还可出现肾绞痛、血尿、高热、肾功能迅速下降。如双肾均发生急性肾乳头坏死,患者可出现少尿或无尿,发生急性肾衰竭。本病的诊断主要依靠病史和临床表现。确诊条件为:①尿中找到脱落的肾乳头坏死组织,并经病理检查证实;②排泄性尿路造影显示环形征和(或)肾小盏边缘有虫蚀样改变,均有助于诊断。治疗应选用有效的抗生素控制全身和尿路感染;使用各种支持疗法改善患者的状态,积极治疗糖尿病、尿路梗阻等原发病。

4. **肾周围炎和肾周围脓肿** 肾包膜与肾周筋膜之间的脂肪

组织发生的感染性炎症称为肾周围炎,如果形成脓肿则称为肾周围脓肿。常由严重的肾盂肾炎直接扩展而来(占90%),小部分(10%)是血源性感染。致病菌多是革兰阴性杆菌。其中,以大肠埃希菌最为常见,患者多有糖尿病、尿路结石等不利因素。本病起病隐袭,数周后出现明显临床症状,患者除肾盂肾炎症状加剧外,常出现明显的单侧腰痛或压痛,个别患者可在腹部触到肿块,患者向健侧弯腰时,可使疼痛加剧。炎症波及横膈时,呼吸及膈肌运动受到限制,呼吸时常有牵引痛,胸部 X 线透视可见局部横膈隆起。由肾内病变引起者,尿中可有多量脓细胞及致病菌;病变仅在肾周围者只有少量白细胞。本病的诊断主要依靠临床表现,X 线检查、排泄性尿路造影、超声及 CT 检查有助确诊。治疗应尽早使用抗菌药物,促使炎症消退,若脓肿形成则切开引流。

5. *尿毒症* 慢性肾盂肾炎患者,由于严重血管硬化、肾缺血,可导致高血压,还可出现尿毒症的表现。

6. *尿道旁脓肿* 急性尿道炎若处理不当,可发生尿道旁脓肿,脓肿可穿破阴茎皮肤成为尿道瘘。

7. *尿道狭窄* 尿道炎在愈合过程中纤维化可引起尿道狭窄。

膀胱刺激症状是怎么一回事

膀胱刺激症状指的是尿频、尿急、尿痛,也称尿路刺激征,是

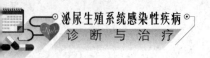

尿路感染的典型症状。引发膀胱刺激症状的原因主要有以下几方面：

1. 膀胱受激惹 尿路感染时产生膀胱刺激症状最常见的原因。常为炎症性刺激，如肾盂肾炎、膀胱炎、前列腺炎、肾结石合并感染和泌尿系结核。在急性炎症和活动性泌尿系结核时最为明显。非炎症性刺激如结石、异物、肿瘤、妊娠压迫等也可引起膀胱刺激症状。

2. 有效膀胱容量减少 如膀胱占位性病变或膀胱壁炎症浸润、硬化、挛缩所致膀胱容量减少，而导致每次排尿量减少，排尿次数增多，常不伴有尿急和尿痛。

3. 膀胱神经功能调节失常 尿频可见于精神紧张和癔症，此时可伴有尿意，但无尿痛。

尿路感染是否一定有症状

一般情况下，尿路感染患者都会有尿频、尿急、尿痛的典型症状。但也有一部分尿路感染患者尽管已经感染了致病菌，但并没有尿路感染的症状，就像是"带菌者"。对于这部分没有典型尿路刺激症状的患者，如果中段尿培养有细菌生长，且连续2次尿培养均为相同的细菌、菌落计数$>10^5$/ml及尿中白细胞计数>10/ml，就称为无症状细菌尿。事实上，无症状细菌尿还是比较普遍的，由于没有典型的症状，往往被医生及患者疏忽。然而，病情并没有因为没有症状而不发展。由于尿内存在大量细菌,即使没有临床症状,亦可能具有发生慢性肾衰竭、肾脏瘢痕化、高血压妊娠中毒的潜在危险。所以,我们对无症状细菌尿同样应该给予高度的重视。

什么是尿频

尿频是尿路感染的典型症状之一。尿频是指排尿次数增多。正常成人每天日间平均排尿 4～6 次,夜间就寝后 0～2 次。尿路感染患者几乎都有尿频的症状。排尿次数明显增多,超过上述范围。

尿频可以分为生理性尿频和病理性尿频两种。生理性尿频主要见于尿量增加时,如大量饮水、吃西瓜、喝啤酒,由于进水量增加,通过肾脏的调节和滤过作用,尿量增多,排尿次数必然增多,遂出现尿频。

引起病理性尿频的原因很多,归纳起来有如下几种。

1. **尿量增加** 如部分糖尿病、尿崩症患者饮水多,尿量多,排尿次数也多。但均无其他排尿不适的感觉。

2. **炎症刺激** 膀胱内有炎症时,神经感受的阈值降低,尿意中枢处于兴奋状态,产生尿频,并且每次排尿量减少(成人＜300 ml/次)。因此,尿频是膀胱炎的一个重要症状,尤其在急性膀胱炎、结核性膀胱炎时更为明显。其他,如前列腺炎、尿道炎、肾盂肾炎、小儿慢性包皮龟头炎、外阴炎等都可出现尿频。在炎症刺激下,往往尿频、尿急、尿痛同时出现,被称为膀胱刺激征。

3. **非炎症刺激**　膀胱内的异物、肿瘤、结石等对膀胱黏膜的机械性刺激则可通过神经反射而引起尿频。如尿路结石、异物，通常以尿频为主要表现。患膀胱过度活动症等疾病时也可出现明显的尿频。

4. **膀胱有效容量减少**　这包括两方面的原因。真正的膀胱容量减少见于膀胱内的占位性病变(如膀胱肿瘤、膀胱结石等)、膀胱外的压迫(如腹腔的肿瘤、妊娠的子宫等)及膀胱的挛缩(膀胱结核)。也见于膀胱部分切除术后。还有一些患者的膀胱容量并无异常，但由于膀胱炎、下尿路梗阻性疾病(如:前列腺增生症、尿道狭窄、膀胱出口梗阻伴顺应性降低等)、逼尿肌反射亢进等原因而使膀胱内剩余尿量增加而使膀胱有效容量减少。

5. **精神神经性尿频**　如多发性神经硬化症、帕金森病等神经系统疾病引起排尿反射的紊乱(即神经源性膀胱)，可引起尿频。

6. **泌尿系统邻近器官的疾病**　如急性阑尾炎、盆腔感染、精囊炎、盆腔肿瘤等，也可以产生尿频症状，这就需要进行认真的鉴别。

⌐С 什么是尿急

尿急也是尿路感染的典型症状之一。它是指排尿有急迫感，迫不及待，不易控制，一有尿意，就需尽快排尿，不可稍有懈怠，大有"迫不及待"的感觉。尿急多见于膀胱炎、尿道炎、前列腺

炎、前列腺增生等,亦可见于膀胱结石、膀胱癌或其他异物刺激等。尿急也可以发生在没有泌尿外科疾病的焦虑症患者中。此外,如仅有尿急而无尿痛者,多属精神因素,往往伴随有尿失禁(即急迫性尿失禁)。尿急常伴有尿频,但尿频并不一定伴有尿急。

什么是尿痛 ⊃━━━━

　　尿痛也是尿路感染的典型症状之一。它是指排尿时或排尿后尿道、膀胱或会阴部疼痛,常与尿频、尿急同时存在。疼痛可以表现为灼痛或刺痛,其程度可因疾病的轻重而异,重者痛如刀割。发生在排尿开始的尿痛说明是尿道的疾病,而在排尿终末的疼痛则可能是膀胱的疾病。

　　尿痛多见于尿路感染(尤其是下尿路的感染)、膀胱结石、膀胱肿瘤等疾病。炎症时,膀胱或尿道黏膜或深层组织受到刺激引起膀胱或尿道的痉挛性收缩及反射,出现会阴部、耻骨上区剧烈的疼痛以及排尿时尿道的烧灼样疼痛。尿痛严重的患者常常有一种"痛不欲生"的感觉。甚至为了回避排尿而拒不饮水,以减少排尿的次数,结果造成恶性循环,浓缩的尿液反而会加重尿痛的症状。大量饮水以稀释尿液才是缓解尿痛症状的重要措施。

　　非炎症性疼痛可因尿道结石、异物阻塞尿路或损伤尿道黏膜后引起。有时(如夏季多汗),尿液浓度太高,也可引起尿道的烧灼痛。

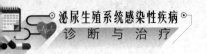
什么是尿线异常

　　正常人排尿时尿线是连续的,有一定的直径及射程。一部分尿路感染患者会出现尿线异常的情况。尿线异常的表现主要有以下几点。

　　1. **尿线分叉**　指尿流从尿道外口排出时呈分叉的现象,这与高速尿流通过尿道狭窄部位时形成的涡流有关。并非所有的尿流分叉都属病理性。有的人尿道的远端和尿道口的中间部分两边贴得较紧,排尿时就会出现尿线分叉,这就属于正常现象。尿线分叉也可能由病理性原因引起。增生的前列腺(特别是前列腺中叶增生时),正好将尿道内口的中间部分抬高,就可以造成排尿时尿线分叉。其他原因(如远端尿道狭窄、尿道口狭窄、包茎;精阜肥大;尿道口炎症等)也可以造成尿线分叉。

　　2. **尿流中断**　指在排尿过程中,尿流突然中断,有时还会伴有阴茎头部剧烈的疼痛。最常见的原因是前列腺增生症时,患者必须通过增加腹肌的力量才能将尿液排尽;到晚期,即便如此还是不能一次将尿排尽,而需要再吸一口气,才能继续排尿。这时就表现为尿流中断。

　　患膀胱结石、膀胱肿瘤、膀胱异物、输尿管囊肿等疾病的患者,在排尿过程中,结石、肿瘤或输尿管囊肿组织、异物等可随尿流移动位置,如突然堵塞尿道内口,也会造成尿流中断。患者稍事休息或移动体位,就可继续排尿。

巨大膀胱憩室、膀胱输尿管反流合并输尿管积水患者在排尿过程中,虽然能将膀胱内的大部分尿液排空,但排尿结束后仍有相当一部分尿液还存留在憩室内或输尿管内,这些尿液很快又进入膀胱,并产生尿意,而再次排尿。这种情况称为两段排尿,而不是尿流中断。

3. *尿后滴沥* 排尿结束后仍有尿液滴出称为尿后滴沥。症状明显时,患者常常需要在排尿结束后多次甩动阴茎才能甩掉尿道内残留的尿液,以免弄湿内裤。

正常情况下,排尿结束时球部尿道或前列腺尿道内会有少量剩余尿,这部分尿液会立即被挤回膀胱,不产生任何麻烦。尿后滴沥则是由于膀胱收缩无力,不能将尿道内的尿液排尽。常常是前列腺增生症的早期表现,其本身并不需要处理。也可以是尿道憩室、尿道狭窄的一种表现。

4. *排尿困难* 指排尿不畅、排尿费力。排尿困难的程度与疾病引起尿道梗阻的程度有关。轻者表现为排尿延迟、射程短;重者表现为尿线变细、尿流滴沥且不成线,排尿时甚至需要屏气用力,乃至需要用手压迫下腹部才能把尿排出。严重的排尿困难可发展为尿潴留。

5. *尿失禁* 指尿液不受主观意志控制地从尿道口流出。根据其发生机制的不同,可将尿失禁分为真性尿失禁、压力性尿失禁、充盈性尿失禁和急迫性尿失禁 4 种。尿路感染患者的尿失禁主要是急迫性尿失禁。

6. *漏尿* 指尿液从尿道口以外的部位流出体外。最常见的原因是尿道外括约肌远端的各种尿瘘,如进入尿道或女性生殖

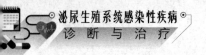

道的异位输尿管开口;继发于妇科手术、放射、产伤的尿道皮肤瘘、尿道阴道瘘、尿道直肠瘘、膀胱阴道瘘、输尿管阴道瘘等。这种患者除了有正常的排尿外,还有持续不断的漏尿。

7. **遗尿** 指在睡眠时不由自主的尿失禁,而在清醒时并不发生尿失禁。儿童 3 岁以前,这是一种正常的情况。如 3 岁以后仍不能控制排尿,就属于异常情况了。由于神经系统或泌尿系统疾病引起的遗尿属于器质性遗尿。还有一些其他疾病也可以引起遗尿,如手淫、胃肠道功能紊乱等。

但是,仍有 15% 的儿童在 5 岁时仍有遗尿,15 岁时有约 1% 的儿童有遗尿。遗尿必须与真性尿失禁相鉴别。因此,所有超过 6 岁的遗尿儿童都应该作泌尿外科检查。

什么是尿量异常

尿量异常主要表现为少尿、无尿、多尿和夜尿多几方面。

1. **少尿和无尿** 指 24 小时尿量少于 400 ml,儿童的尿量如果每小时每千克体重低于 0.8 ml 也提示少尿。如 24 小时尿量少于 100 ml,称作无尿。少尿或无尿主要见于各种原因(如严重脱水、梗阻、休克、肾功能不全等)导致的急性肾衰竭,其病因可分为肾前性、肾性、肾后性三种。

2. **多尿** 如果 24 小时尿量大于 2 000 ml,就叫多尿。正常人饮水过多可引起暂时性多尿,如长期多尿则可能为病理性多尿。主要见于糖尿病、尿崩症及急性肾功能不全的多尿期等。

肾性尿崩症多见于成人。常见原因包括利尿药使用不当；代谢紊乱，如糖尿病、高血钙、低血钾症；慢性肾病。有些多尿是因为糖尿或尿素浓度过高导致的。此外，在急性尿路梗阻解除后出现的梗阻后利尿、移植肾早期或急性肾衰的恢复期，都可能出现多尿。

3. *夜尿增多*　指夜间（晚上6点～次日早晨6点）尿量超过全天尿量的一半。大多与肾功能不全有关，有些心功能不全的患者及某些精神因素均可引起夜尿增多。但仅排尿次数多（如前列腺增生的患者）而尿量不增加者，不在此范围之内。

什么是尿液异常

尿路感染常可引起尿液异常。尿液异常包括尿量异常（如前所述）和尿液的外观和气味等的异常，主要包括血尿、脓尿、菌尿、乳糜尿、结晶尿、气尿等。

1. *血尿*　指尿中有血。9％～18％的正常人有不同程度的血尿。正常值的上限是2～3个红细胞/HP。血尿可以来源于泌尿系统的任何部位。出血量大、肉眼就能看到的血尿称为肉眼血尿。大量出血时，尿液中可有凝血块或血条。出血量小、肉眼不能发现有血、必须要用显微镜才能发现的血尿称为镜下血尿。肉眼血尿常会引起患者的注意，但镜下血尿则常被忽视，尤其是无症状的镜下血尿。一般仅在例行体格检查时或因其他疾病就诊时才被意外发现。如出血后不久即排尿，尿可呈鲜红色；如出血后在膀胱内停留了一段时间后再排出,则尿液可变为深褐色。

对血尿患者,首先应排除内科疾病。对怀疑有泌尿外科疾病的患者,应仔细询问病史并进行全面的泌尿系统检查。在女性应包括尿道及阴道的检查以排除镜下血尿的局部原因。必要时要留取清洁中段尿。在男性患者则要翻起包皮,清洁后再留标本。有包茎者则需插导尿管留尿。必须除外月经、剧烈运动、性活动、病毒感染和创伤等引起"血尿"的可能性。由于泌尿外科疾病引起的血尿常常是间歇性的,对于先前有过血尿的患者,尿常规检查阴性不能排除有疾病存在的可能性。必要时在 48 小时后复查一次。其他特殊检查包括:B 超检查、X 线检查、膀胱镜检查、脱落细胞检查等。对于无痛性血尿的患者,应怀疑有恶性肿瘤的可能性,并作进一步的检查。50 岁以上出现的全程肉眼血尿的最常见原因是膀胱肿瘤。虽然炎症时可出现血尿,除非诊断为细菌性出血性膀胱炎,否则,也要做泌尿外科的详细检查。

2. *脓尿* 即尿液中有脓细胞。脓尿严重时,尿液可呈乳白色,甚至有脓块。一般的尿路感染时,尿常规化验时可见尿中有白细胞数量增加,严重时可表现为脓血尿。

脓尿可见于各种特异性及非特异性尿路感染时。非特异性尿路感染包括肾盂肾炎、膀胱炎、前列腺炎、尿道炎等,致病菌主要有大肠埃希菌、变形杆菌、葡萄球菌等。特异性尿路感染主要包括尿路结核及淋病。泌尿系统的结石、肿瘤、创伤、梗阻、异物等疾病时可合并感染而形成脓尿。泌尿系统邻近器官的炎症(如肾周围脓肿、输卵管及卵巢的炎症、盆腔炎、阴道炎、阑尾炎等)时,尿液中也可出现白细胞,这时需要进行认真的鉴别。

3. **细菌尿** 正常人尿中无细菌。细菌尿是指尿液中有细菌,这些细菌来源于泌尿道而不是来自皮肤、阴道、包皮的污染。在对尿液进行细菌培养后,如每毫升尿液中细菌计数$>10^5$可认为是感染;$<10^3$则认为是污染,介于$10^3\sim10^5$之间则需再作培养以明确诊断。细菌尿可以有症状,也可以没有症状。

多数妇女阴道前庭部及尿道口内$1\sim2$ cm处有来自直肠的潜在致病菌,排尿时,可将细菌混于尿中;性交或导尿时,易将尿道内细菌带入膀胱,引起感染。非特异性感染的致病菌$70\%\sim80\%$为革兰阴性杆菌,包括大肠埃希菌、变形杆菌、副大肠埃希菌、产气杆菌与铜绿假单胞菌。其余20%致病菌为革兰阳性球菌感染,包括葡萄球菌、链球菌等。

没有脓尿的细菌尿说明还没有感染;没有细菌尿的脓尿则应针对结核、结石及肿瘤进行排查。

4. **乳糜尿** 指尿液中出现乳糜或淋巴液,此时尿液呈乳白色,内含大量脂肪、蛋白质、红细胞及纤维蛋白原。多由于丝虫病时淋巴管阻塞、淋巴管的瓣膜受到破坏、腹膜后淋巴管与泌尿系之间形成尿路淋巴瘘所致。也可见于其他疾病,如腹膜后肿瘤压迫、纵隔、腹腔、腹膜后的结核或肿瘤等疾病及创伤导致淋巴管内纤维化等情况。在合并感染等情况时,乳糜尿中可混入血液,即为乳糜血尿。乳糜尿患者常合并尿路感染。

5. **结晶尿** 指尿液中出现结晶,多见于尿石症患者的尿中。尿中主要的结晶成分为:一水草酸钙及二水草酸钙、磷酸钙、磷酸镁铵、尿酸及尿酸盐、胱氨酸等。应用普通光学显微镜及偏光显微镜可以根据晶体的形状及干涉色来推断出其成分。服用某些药物后也可出现结晶(如磺胺类药物结晶)等。

6. 粪尿(残渣尿) 指尿液中出现粪便、食物残渣、血块、脓块、干酪样物质及组织碎片等固体物质。粪尿的出现是由于晚期肿瘤、手术及放疗的并发症、创伤等原因引起的尿路肠道瘘使粪便或食物残渣从肠道经瘘管进入尿路而引起。

7. 气尿 指排尿时(尤其在排尿的终末时)有气体随尿排出。这也是由于晚期肿瘤、手术及放疗的并发症引起的尿路肠道瘘使肠道内的气体经瘘管进入膀胱所致。常见的原因有憩室炎、乙状结肠癌、节段性肠炎(Crohn 病)。也可由于创伤所致的肠道尿路瘘而引起。比较罕见的是由于糖尿病时高浓度糖发酵产生二氧化碳、尿路的产气菌感染产生的气体所致。随膀胱镜检查时带入的气体在检查后的第一次排尿时可随尿一起排出。

什么是排尿困难和尿潴留

排尿困难是指排尿不畅、尿流缓慢无力、小便费劲的一组症状。尿路感染患者经常会出现排尿困难的症状。如果这种症状长时间不能得到改善,病情进一步加重时,尿液就会积存在膀胱内,越积越多就会形成尿潴留。引起排尿困难的原因是多方面的,医学上分为动力性梗阻和机械性梗阻两种。

1. 动力性因素引起的排尿困难 这包括神经系统功能障碍或膀胱逼尿肌功能障碍两方面。神经系统方面的原因有:神经源性膀胱、麻醉后、脊髓疾病(包括畸形、损伤、肿瘤等)、晚期糖尿病的并发症等。膀胱逼尿肌功能障碍方面的原因有:糖尿病、逼尿肌-括约肌功能协同失调等。

2. 机械性梗阻引起的排尿困难 多有膀胱和尿道外的压迫。这些疾病主要有:膀胱颈部梗阻、前列腺增生症、膀胱及尿道结石、膀胱及尿道的肿瘤、尿道狭窄、尿道瓣膜、膀胱及尿道内的结石及异物、膀胱邻近器官的肿瘤压迫引起的梗阻、尿道口狭窄等。

有些排尿困难可以同时由上述两种原因引起。早期可能以机械性原因为主;晚期则出现动力性障碍。如在前列腺增生症时,早期可因增生的前列腺造成梗阻而致排尿困难,但如治疗不及时,到后期可导致膀胱逼尿肌损伤,引起动力性排尿困难。

而尿潴留是指膀胱不能把尿液排出体外而潴留在膀胱内,是排尿困难发展的必然结果。可以是急性尿潴留;也可以是慢性尿潴留。

急性尿潴留是指突然发生的尿潴留。可以在尿道外伤、尿道结石、急性前列腺炎、前列腺脓肿等急性疾病时发生,也可以在腰椎麻醉后、产妇产后及术后应用镇痛泵的患者中发生。有些患者是在慢性尿潴留的基础上发展为急性尿潴留,如前列腺增生症。某些药物(如阿托品等)可使原本有慢性尿潴留的患者诱发急性尿潴留。

慢性尿潴留发病缓慢,病程较长。多见于前列腺增生症、尿道狭窄、神经源性膀胱等疾病。

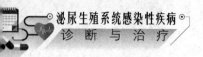
什么是尿失禁,尿失禁有哪几种类型

尿失禁是指膀胱内尿液不受主观控制地从尿道内溢出,按其临床表现可分为以下几种。

1. **压力性尿失禁** 指在咳嗽、大笑、打喷嚏及改变体位活动等增加腹压的动作时发生不由自主的排尿,多见于多产的更年期妇女。

2. **急迫性尿失禁** 指在强烈尿急的情况下所产生的不由自主的遗尿。有这种情况的患者往往一有尿意就必须立即如厕,否则就会遗尿。在做尿动力学检查时,若有膀胱逼尿肌不稳定收缩者,称为运动性急迫性尿失禁。这种尿失禁多见于前列腺增生症等疾病;反之有膀胱过敏及尿道感觉受体抑制其膀胱充盈者,称为感觉性急迫性尿失禁,临床上多见于感染、结石等疾病。

3. **充盈性尿失禁** 下尿路长期慢性梗阻产生尿潴留,膨胀的膀胱达到甚至超过了顺应性的限度,因而阻止其有效的收缩。当尿液增加使膀胱内压超过最大尿道压时,即有少量尿液不自主地遗出。长期升高的膀胱内压可造成上尿路梗阻而损害肾功能。临床常见的病因有前列腺增生症、前列腺癌及神经源性膀胱等。

4. **真性尿失禁** 当尿道外括约肌损伤或伴有神经功能失常而不能关闭,丧失了控制排尿的能力,以致排尿淋漓,称为真性尿失禁。与其他尿失禁相鉴别之处在于,这种患者的膀胱通常是空虚的,没有剩余尿。

尿路感染时为什么会出现急迫性尿失禁

当发生尿路感染尤其急性膀胱炎时,膀胱黏膜充血水肿,使膀胱的感觉神经末梢受到强烈刺激,脊髓排尿中枢的兴奋性超过了脊髓上排尿中枢的抑制作用,或脊髓上排尿中枢的抑制作用减弱,从而引起膀胱逼尿肌的无抑制性收缩,在产生强烈尿意的情况下,不能控制小便而使尿液流出,就出现了急迫性尿失禁。

遗尿与尿失禁是不是一回事

婴幼儿由于神经系统发育尚不完全,可出现不自主的排尿,但泌尿系统本身并没有异常,属于功能性遗尿。在3岁以前这仍是一种正常的情况。如3岁以后仍不能控制排尿就属于异常情况。小儿发生遗尿的原因主要是大脑发育不完善或精神刺激,大脑功能受影响所致。也有部分病例是由于神经系统或泌尿系统疾病引起的。这些疾病包括:神经系统的癫痫、脑肿瘤、脑血管意外、脊髓肿瘤、外伤性脊髓炎等;泌尿系统的尿路梗阻性疾病,如包茎、后尿道瓣膜、膀胱颈部梗阻、尿道狭窄、尿路感染等。

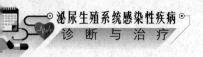

遗尿与尿失禁的区别在于遗尿多属功能性的,而尿失禁多数存在器质性病变。但是有时两者又难以区分,尤其单纯的夜间尿失禁与遗尿症常不能区分。因此,所有6岁以上有遗尿的儿童都应该做泌尿外科检查。

什么是血尿

临床上,尿常规检查时显微镜下观察每高倍视野红细胞数超过3个,医学上就称之为血尿。对肉眼就能观察到的(尿液呈红色、血样或有血凝块)血尿,称为肉眼血尿。对达到血尿标准但肉眼不能发现而需要应用显微镜观察的血尿,称为镜下血尿。鉴于有些带红色的尿尿并不一定就是血尿,因此,对每一个血尿患者,不管是否能用肉眼观察到,都必须做尿常规检查。

根据伴随症状,血尿又分疼痛性血尿和无痛性血尿。急性尿路感染患者中肉眼血尿常常是首先出现的症状,且伴有尿路刺激症状。无痛性血尿比疼痛性血尿更应引起人们的注意,因为它往往是泌尿系统肿瘤的一个早期信号。

如何判断血尿的来源

发现血尿时首先应确定是否为真性血尿,即必须排除某些原因引起的假性血尿和红颜色尿,前者如由于月经、痔出血或尿道口附近疾患产生出血混到尿液中所致；后者如接触某些颜料或口服利福平等药物以及某些毒物（酚、一氧化碳、氯仿、蛇毒）、药物（磺胺、奎宁）、挤压伤、烧伤、疟疾、错型输血等原因所致的血红蛋白尿或肌红蛋白尿。而一过性血尿可由花粉、化学物质或药物过敏引起，亦可发生在月经期、剧烈运动后及病毒感染时，一般无重要意义。在排除上述各种情况并经多次检查均明确为血尿时即应该开始作详细的检查。通过病史、体检、化验室检查和其他辅助检查作出诊断。确定为真性血尿后，进行血尿的定位诊断十分重要。应先排除内科疾病，即区分出血尿来自肾实质还是来自尿路：①如在尿沉渣中发现管型，特别是红细胞管型，表示出血来自肾实质；②血尿伴有较严重的蛋白尿几乎都是肾小球性血尿的征象；③如尿中能发现含有免疫球蛋白的管形则多为肾实质性出血；④肾小球疾患导致的血尿，其红细胞绝大部分是畸形的，其形态各异，大小明显差异，而非肾小球性血尿，其红细胞绝大多数大小正常，仅少部分为畸形红细胞。非肾小球性血尿的病因十分复杂，应特别警惕泌尿生殖系统的恶性肿瘤。

对怀疑有泌尿外科疾病的患者，应仔细询问病史并进行全面的泌尿外科检查。为判断血尿来源，可作尿三杯试验。即在连续排尿的过程中，分别留取排尿开始时、中间及终末的尿液作检查，借以估计血尿产生的部位。具体判断方法可以参考如下几个方面。①初始血尿：排尿开始就有血尿，以后尿液清晰，提示前尿道（球部和阴茎）的病变，可见于该部位的异物、炎症、肿瘤、息肉、结石和狭窄等。②终末血尿：在排尿结束前的尿液中有血；或在排尿完全终止后仍有血液从尿道口滴出，常提示膀胱

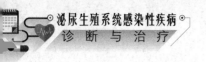

颈部、膀胱三角区、后尿道或前列腺病变。③全程血尿：在整个排尿过程中尿中均有血，提示在膀胱颈部以上的泌尿道出血，如肾脏或膀胱。若尿内有血凝块，常说明有膀胱或尿道出血。

总之，一旦出现血尿的临床症状，应该深入、细致地进行必要检查，以明确血尿产生的部位。

有哪些疾病可以引起血尿

血尿可以分为生理性血尿和病理性血尿，病理性血尿都是因疾病所致。可以引起血尿的疾病很多，常见的疾病有如下几方面。

1. **泌尿系统疾病**　如泌尿系统的炎症、结石、肿瘤、憩室、息肉、畸形或血管异常、寄生虫病、外伤等，这是最常见的血尿原因。

2. **尿路邻近器官疾病**　如前列腺炎、急性阑尾炎、急性盆腔炎、直肠结肠癌等。

3. **全身性疾病**　①感染：如细菌性心内膜炎、败血症、流行性出血热、猩红热、钩端螺旋体病、丝虫病；②血液病：如血小板减少性紫癜、过敏性紫癜、白血病、血友病；③结缔组织病：如系统性红斑狼疮、结节性多动脉炎；④心血管病：如急进型高血压病、肾瘀血、肾动脉栓塞、肾梗死。

4. **药物与化学因素**　如磺胺类、抗凝剂、环磷酰胺、汞剂、甘露醇、斑蝥等的不良反应或毒性作用。

5. **其他**　如运动后血尿等。

尿路感染患者为什么会出现血尿 :⊃

　　尿路感染使尿路上皮细胞充血、水肿、受损，自然就会引起出血。大多数情况下表现为镜下血尿。尿路感染时不仅会出现镜下血尿，感染严重时还可能会出现肉眼血尿。据统计，约有5％的尿路感染患者以肉眼血尿为主要临床表现，其中大部分见于大肠埃希菌感染所致的急性膀胱炎。此外，血尿还可见于肾盂肾炎、尿道炎、前列腺炎等。

　　相反，发现血尿是否就说明有尿路感染呢？不一定。因为血尿的原因很多，如前所述，血尿的诊断必须根据病史、症状和有关实验室检查结果进行综合分析才能作出正确判断。

什么是气尿 :⊃

　　气尿即排尿时有气体随尿排出，临床上很少见。一般由气肿性膀胱炎或气性肾盂肾炎所致。气肿性膀胱炎是膀胱壁或腔内有气体存在的一种炎症，在糖尿病患者中发病率较高。病原菌为大肠埃希菌、产气杆菌（包括变形杆菌）、金黄色葡萄球菌、链球菌及酵母菌等，由胃肠道、肺或皮肤为原发灶，经血或尿路上皮损伤处进入泌尿系病变部位，酵解葡萄糖而产生二氧化碳。非糖尿病患者长期接受葡萄糖注射或由于留置导尿管，引起膀

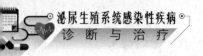

胱损伤及感染,有利于细菌繁殖。气性肾盂肾炎为常见的暴发性肾脏感染,肾内及肾周围均有气体,常并发脓毒血症、肾积脓、坏死。临床上气体还可以来自泌尿系与肠管之间所形成的瘘。除外伤或手术引起者外,病理性瘘多由于肿瘤、结核、节段性回肠炎所致。尿中除有气体外,有时还混有粪渣、食物碎屑、瘤块、干酪样物质等。

乳糜尿有哪些类型

乳糜尿的发生可分为寄生虫感染性和非寄生虫性2种情况。在我国,绝大多数乳糜尿患者是由丝虫病所致,即感染了寄生虫,必然引起尿路感染;极少数病例可因结核、肿瘤、胸腹部创伤或手术、原发性淋巴管疾病(包括先天性畸形)等所致。患者免疫力低下,容易引发尿路感染。

精液发红是怎么回事

精液发红应该是血精,血精是泌尿男科少见疾病,其特点为肉眼可见的红色、粉红色、咖啡色或带血丝的精液。出现血精会使患者焦虑不安,但临床上绝大多数的血精都是因为良性疾病所致,极个别的患者是因精囊肿瘤引起的,但是少部分老年患者的血精要排除前列腺癌侵犯精囊所致。

急性细菌性膀胱炎有哪些症状

急性细菌性膀胱炎是常见的下尿路感染,多见于中年女性。患者的主要表现为排尿困难,尿频、尿急、尿痛等膀胱刺激症状。发热和全身症状比较少见。尿常规检查的典型表现为有大量白细胞。有时可见血尿,甚至可以是最先出现的症状。尿培养可以明确致病菌。大多数急性膀胱炎的致病菌是大肠埃希菌。

慢性细菌性膀胱炎有哪些症状

慢性细菌性膀胱炎患者主要表现为持续性或反复性尿频、尿急、尿痛等膀胱刺激症状,有时尿液混浊或呈脓性。主要是尿频、尿急、尿痛持续时间长,时好时坏。每遇劳累或憋尿就会发作,常以夜间明显。程度较急性膀胱炎轻,发作时间却比急性膀胱炎长。

间质性膀胱炎有哪些症状

间质性膀胱炎的典型临床症状是慢性进行性尿频,夜尿增多,次数在5次以上;尿道烧灼感。常伴有下腹部疼痛,膀胱充盈

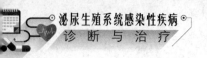

时耻骨上区疼痛,排尿后疼痛减轻;有的伴有尿道和会阴部疼痛,排尿后缓解,性交可能使疼痛加重。

滤泡性膀胱炎有哪些症状

滤泡性膀胱炎是一种膀胱的慢性病变,常在尿路梗阻、尿潴留等慢性尿路感染的基础上产生。显微镜下可见到在膀胱黏膜固有层内有淋巴滤泡形成的结节,又称为囊性膀胱炎。其主要临床表现为长期反复发作的尿频、尿急、尿痛等尿路刺激症状。

腺性膀胱炎有哪些症状

腺性膀胱炎没有特异的临床症状,主要表现为尿频、尿急、尿痛;下腹部及会阴部疼痛,少数患者有肉眼血尿,可并发膀胱结石,有排尿困难者常有前列腺增生或膀胱颈部梗阻病变。有的患者尿液中有黏液。多为长期泌尿系感染、膀胱结石、膀胱外慢性炎症等刺激引起。

放射性膀胱炎有哪些症状

放射性膀胱炎是各种放射性物质对膀胱的放射性损伤所致

的膀胱黏膜弥漫性炎症,尤其多见于因盆腔肿瘤而接受放射治疗的患者。其主要症状是血尿,常表现为顽固性血尿,重者可造成贫血,采用一般性的止血方法难以达到止血目的,有些患者甚至需要通过甲醛溶液灌注膀胱或髂内动脉栓塞来治疗。患放射性膀胱炎时亦可发生尿频、尿急、尿痛等尿路刺激症状。

出血性膀胱炎有哪些症状

出血性膀胱炎是指某些药物或化学制剂在尿中对膀胱产生的急性或慢性损伤,导致膀胱壁广泛的炎症性出血的疾病。临床表现主要是血尿,血尿可轻可重,轻者仅是镜下血尿,重者呈肉眼血尿,经久不愈,可造成贫血;亦可伴有尿频、尿急、尿痛等尿路刺激症状。通常引起膀胱出血的物质有:白消安、苯胺、甲苯胺衍生物等。此外,有些药物(如环磷酰胺)本身对膀胱黏膜无损伤,但其代谢产物可引起出血性膀胱炎。

慢性前列腺炎有哪些症状

慢性前列腺炎的症状比较复杂,临床表现各不相同。其症状主要有:

① 排尿不适或灼热感;尿频、尿急、尿痛;晨起或排尿终末时尿道口有白色分泌物;会阴部、肛周、耻骨上、腹股沟、下腹部、腰

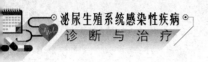

骶部、阴囊、睾丸及尿道内有不适感或隐痛。

② 全身症状有疲倦乏力、腰酸背痛,可有焦虑、多梦等神经官能症的症状。

③ 有些患者出现射精后疼痛、血精、勃起功能障碍、早泄、性欲减退等性功能障碍。

前列腺脓肿有哪些症状

如果急性前列腺炎得不到及时的治疗,会在局部形成脓肿,即为前列腺脓肿。前列腺脓肿一般发生在 50～60 岁,且大多有糖尿病及免疫功能低下。

前列腺脓肿常与后尿道炎和急性前列腺炎密切相关,因此可以有高热、会阴部胀痛,同时伴有尿频、尿急、排尿困难的症状。直肠指检时可触及肿大的前列腺、压痛明显、两侧叶不对称,但不一定能触到波动感。血常规检查可见白细胞明显升高,尤以中性白细胞为著。尿常规化验可发现脓尿、尿中白细胞增多。B超和CT检查有助于诊断的确立。

肾结核有哪些临床表现

肾结核是全身结核病的一部分,是结核杆菌在机体内扩散的结果。其原发病灶大多数来自肺结核。肾脏是泌尿系结核最早的受累者。泌尿系统其他器官的结核病几乎都起源于肾结核。一般来说,结核杆菌先感染肾脏引起肾结核,然后再逐渐蔓延到输尿管、膀胱和尿道。

肾结核的临床表现决定于肾脏病变的范围以及输尿管、膀胱继发结核的严重程度。肾结核早期,由于病变局限在肾皮质,往往无任何临床症状,只是在尿液检查时才发现有异常。如尿呈酸性反应、有少量蛋白、红细胞和白细胞,同时尿中可能发现结核杆菌。早期患者只是在健康检查或因肺结核和骨结核进行定期尿液检查时才有可能被发现。当病变进一步发展到肾髓质也就是临床型肾结核时,才会出现较为典型的临床表现。

1. **膀胱刺激症状** 这是肾结核的典型症状之一。主要表现为尿频、尿急、尿痛。最初症状多为尿频,主要为夜间排尿次数增多,一般由正常的每天3～5次逐渐增加到10～20次。尿频开始是因含有结核杆菌和脓液的尿液刺激膀胱所致;以后则是由于结核性膀胱炎引起。结核性膀胱炎严重时,膀胱内有广泛的黏膜溃疡。膀胱挛缩造成的容量减少可使每天的排尿次数多达几十次甚至上百次,有的患者甚至终日无法离开贮尿器。排尿时尿道常伴有灼热感或疼痛,同时伴有尿急或尿失禁。

2. **血尿** 肾结核另一重要症状,多出现在尿频、尿急、尿痛症状之后,部分患者血尿为最早的症状。血尿主要来源于膀胱,也可来源于肾脏。临床表现以终末血尿居多,多由于结核性膀胱炎、结核性溃疡出血所致。有时亦可表现为全程血尿,在排尿终末时加重。肾结核患者出现血尿时表现为无痛性全程血尿,出血严重时偶可因血块阻塞输尿管而引起绞痛,但这种情况极

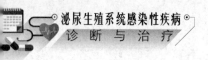

少见。

3. **脓尿** 肾结核患者一般会有不同程度的脓尿,尿液镜检可见大量的脓细胞。严重者尿液呈淘米水样混浊,还可混有血丝或脓血尿。

4. **腰痛及肾区肿物** 这一症状较少见。在肾脏破坏严重引起结核性脓肾或有肾周围炎以及输尿管梗阻时,可以出现腰痛。由于肾积水或积脓,后腰部和上腹部还可出现肿物,有时伴高热。

5. **全身症状** 部分肾结核患者可出现低热、乏力、盗汗、血沉加快等结核中毒症状。双侧肾结核或膀胱结核对侧肾积水患者常伴有消瘦、贫血、浮肿、食欲不振、恶心呕吐等慢性肾衰竭症状,亦有突然发生尿闭者。部分患者可引起继发性高血压。

膀胱结核有哪些临床表现

膀胱结核的临床表现有:

1. **膀胱刺激症状** 尿频、尿急、尿痛是最常见的临床表现。早期是患肾侧的输尿管口有轻度病变或三角区受累,表现为排尿次数逐渐增加,夜间尤为明显。在尿频的同时亦有尿急感觉,必须立即排尿,否则难以忍受。病情逐渐发展,尿频加重,有时每小时需排尿数次,排尿终末尿道或耻骨上膀胱区有灼痛感觉,或排尿后感觉尿液仍未排净。如病情继续发展,膀胱肌肉广泛受损,纤维瘢痕形成而导致膀胱挛缩时,膀胱容积缩小,再加上黏膜溃疡等,则患者极度尿频,每昼夜可达数十次以上,或出现急迫性尿失禁,尿液淋漓不尽,痛苦难忍,日夜不能休息,严重影响健康。

2. 血尿　主要表现为终末血尿,大多为轻度肉眼血尿或镜下血尿。严重者可出现肉眼血尿。

3. 脓尿　尿液混浊不清,如淘米水样,有时混有血丝或脓血尿。尿中可见大量的脓细胞。严重者尿中可有干酪样物质排出。

4. 全身症状　可有明显全身消耗症状,如消瘦、虚弱、午后低热、盗汗、慢性病容等,伴有感染时出现发热。男性患者中,50%～80%合并生殖系结核,特别是合并附睾结核;女性患者也会合并生殖系结核。

膀胱结核时为什么会发生膀胱挛缩

膀胱结核发展到晚期,结核病变从膀胱三角区逐渐蔓延到整个膀胱壁,结核结节相互融合并形成溃疡。溃疡广泛侵入膀胱肌层,使膀胱肌层发生严重的纤维化,膀胱肌肉丧失伸张能力,容量缩小,这样就造成膀胱挛缩。这时,患者会有严重的尿频、尿急、尿痛症状,甚至出现尿失禁。膀胱挛缩除了会引起上述症状外,严重者还会因膀胱处于高压状态而引起膀胱输尿管反流、输尿管和肾积水、肾功能损害。因此,对泌尿系结核应及时治疗,以免引起严重的后果。

诊断篇

尿路感染的诊断标准是什么

尿路感染的诊断标准主要有如下几点。

1. **临床表现** 随着年龄不同,尿路感染可有不同的症状。新生儿和2岁以下的小儿一般无尿路刺激症状,但有高热、体重减轻和呕吐;3岁以上儿童可有尿痛和腹痛。成人发生上尿路感染(肾盂肾炎)时常伴有高热、寒战、腰痛以及尿频、尿急和尿痛症状;下尿路感染者一般有尿频、尿急、尿痛、有尿异味或肉眼血尿。

2. **实验室检查** 尿路感染的诊断主要依据尿液的常规及细菌学检查,其主要目的是确定尿路感染的部位及致病菌的种类。

对于尿液标本的采集,可采取下列方法:①清洁中段尿;②耻骨上膀胱穿刺,适用于新生儿和瘫痪患者;③导尿,多用于女性患者。

尿培养常采用清洁中段尿或耻骨上膀胱穿刺标本。尿标本采集后应在1小时内检查完毕,避免污染和杂菌生长干扰检查的结果。

在实验室检查中,可通过下列情况诊断。

① 正规清洁中段尿(要求尿液停留在膀胱中 4～6 小时以上)细菌定量培养,菌落数≥10^5/ml;

② 清洁离心中段尿沉渣白细胞数＞10/HP,有尿路感染症状;

具备上①②两项可以确诊。如无②项,则应再做尿液细菌计数复查,如仍≥10^5/ml,且两次的细菌相同者,可以确诊。

③ 作膀胱穿刺尿培养,细菌阳性(不论细菌计数多少),亦可确诊;

④ 作尿液细菌培养计数有困难者,可用治疗前清晨清洁中段尿(尿液停留于膀胱 4～6 小时以上)正规方法的离心尿沉渣革兰染色找细菌,如细菌＞1/HP,结合临床尿路感染症状,亦可确诊;

⑤ 尿细菌菌落计数 10^4～10^5/ml 者,应复查;如仍为 10^4～10^5/ml,就需结合临床表现来诊断或作膀胱穿刺尿培养来确诊。

为什么要对泌尿系感染进行定位诊断

因为尿路感染有上、下尿路感染之分。泌尿系感染的定位诊断就成为尿路感染诊断中的一个十分重要的组成部分。上尿路感染以肾盂肾炎为代表,下尿路感染以膀胱炎为主。由于上尿路感染与下尿路感染在发病机制、致病菌、临床表现及治疗等方面都有许多不同点,必须进行认真的鉴别,这样才能正确地选择治疗和预防方法。

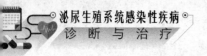

如何鉴别上、下尿路感染

如何鉴别上、下尿路感染是每个泌尿外科医生都必须面临的问题。由于感染的部位不同,治疗方案及疗效也不同。因此,正确鉴别上、下尿路感染有着重要的意义。

鉴别上、下尿路感染的方法主要有:

1. **临床表现** 上尿路感染一般起病急剧、全身症状明显,表现为高热、寒战、头痛等症状,可伴有恶心、呕吐、腹部酸痛、谵语,体检可发现患侧肾区叩击痛、肌肉强直、脊肋角叩击痛明显。下尿路感染主要是膀胱炎和尿道炎,一般以尿频、尿急、尿痛为主,很少有发热、腰痛等全身症状,体检肾区无叩击痛。

在临床上,有不少肾盂肾炎患者以尿频、排尿不适为主,无其他尿路感染症状;膀胱炎患者有时亦可出现腰痛,少数患者有低热。故仅靠临床症状,无法确切加以区分,需要借助实验室检查。

2. **实验室检查**

① 尿抗体包裹细菌(ACB)。采用直接免疫荧光法检测患者尿沉渣中的抗体(免疫球蛋白)包裹细菌的方法。细菌侵犯肾组织后可产生抗体反应,这种特异性抗体逐渐包裹在该细菌的表面。被抗体包裹的细菌随尿排出,如将尿沉渣以磷酸缓冲液洗涤后,加入荧光标记的抗人免疫球蛋白,用荧光显微镜就能找到这些抗体包裹细菌。尿抗体包裹细菌阳性者多为肾盂肾炎,阴

性者多为膀胱炎。尿 ACB 检查具有高度敏感性和特异性。

② 尿 β_2 微球蛋白(β_2-M)测定。β_2 微球蛋白是由 100 个氨基酸残基组成的单链多肽低分子蛋白,分子量为 11 800 道尔顿,电泳在 β_2 区,故称 β_2-M。它起源于人体间质,上皮细胞和造血系统的正常细胞以及恶性肿瘤细胞均能合成 β_2-M。生理情况下,β_2-M 以低浓度存在于血浆、尿液、脑脊液、唾液、初乳和羊水等多种体液内。进入血循环的 β_2-M 可以从肾小球自由滤过,其中 99.9％ 由近端肾小管以胞饮形式摄取,随后转运到溶酶体,降解为氨基酸,不再反流入血。正常人尿液排泄 β_2-M 甚少,5 $\mu g/h$ 左右。尿 β_2-M 增加是由于近端肾小管重吸收障碍,病因较多。尿 β_2-M 减少的意义则较少。尿 β_2-M 对尿路感染的定位诊断很可靠。

③ 尿酶学检查。上尿路感染患者的尿溶酶比下尿路感染者明显升高。尿 LDH_5 测定可能有助于尿路感染的定位诊断,但由于白细胞溶解后也会释放出 LDH_5,故膀胱炎尿白细胞多时会有假阳性。假阴性见于尿 pH$<$5.5 或服用呋喃妥因的患者,使 LDH_5 活力降低。

④ 膀胱冲洗试验。插入导尿管排空膀胱,收集膀胱尿做培养,注入 40 ml 0.2％新霉素溶液(内含一支弹性蛋白酶),保留 20 分钟后排空膀胱,用 2 L 无菌生理盐水冲洗膀胱,最后一次冲洗后收集数毫升做培养,以后每隔 10 分钟收集一次尿样做培养,共 3 次。诊断标准:如尿培养阳性,最后膀胱冲洗液内无菌则为膀胱感染;若膀胱冲洗后 20～30 分钟的尿样中,细菌培养阳性或 5 倍于最后膀胱冲洗液的细菌数则为上尿路感染。

⑤ X 线、CT 及超声检查。排泄性尿路造影(IVP)对肾盂肾炎诊断的价值不大,对定位诊断的意义也不大,即使见到典型的慢性肾盂肾炎改变亦不能鉴别感染是既往还是现在的。但多次检查动态观察发现新的进行性改变,则可提示持续性感染。肾 CT 检查诊断急性肾盂肾炎的敏感性为 64%。CT 和超声显像都能及时发现 IVP 不能明确的肾内脓肿和局灶性细菌性肾炎,但超声显像对无并发症的上尿路感染不敏感。X 线、CT 及超声检查还能发现上尿路感染易患的其他病变或功能、解剖上的异常,如肾结石、多囊肾、梗阻、反流等。这些异常的存在通常提示有上尿路感染。

⑥ 膀胱镜检查。膀胱镜检查可见膀胱黏膜充血、水肿甚至有斑点状出血。行输尿管插管可通过输尿管导管直接收集来自肾脏的尿液,故被用以鉴别上尿路或下尿路感染、单侧或双侧肾脏感染,并能明确异位输尿管和非反流性输尿管残端的感染。但由于可能加重感染,故很少被采用。

⑦ 其他。A.尿沉渣发现白细胞管型为肾盂肾炎;B.尿 N-乙酰 β-氨基葡萄糖苷酶(NAG)排出量增多时为肾盂肾炎;C.血清抗革兰阴性细菌 O 抗原的抗体滴定度>1:320 者,多为肾感染,在 1:320 以下者,则多为膀胱炎;D.症状性肾盂肾炎患者中存在 C 反应蛋白升高的倾向。

综上所述,尿路感染的间接定位诊断法有多种,尿 ACB 检查和 β_2-M 测定被认为是最理想的两种检查方法。其中,尿 ACB 检查,虽然有假阳性和假阴性结果,但其准确性和可靠性已得到医学界的公认,目前已广泛应用于临床。

对血尿的诊断应注意哪些问题

对尿路感染的患者,任何程度的血尿都不应该被忽视。出现血尿症状的疾病可以有许多,其中最可怕的是泌尿系肿瘤。成人患者必须认识到血尿往往是泌尿外科肿瘤的首要症状。因此,应注意以下几个问题:

1. 是镜下血尿还是肉眼血尿? 一般说来,血尿的严重程度与疾病的严重程度有关。但有时也有例外。

2. 血尿出现在什么时候? 在排尿时血尿出现的时间往往说明病变的部位。①尿道溢血:即血从尿道口不由自主地流出或滴出,与排尿动作无关。出血的部位一般位于尿道括约肌以下。②初始血尿:即仅在排尿初始段的尿液中有血,随后尿液即逐渐变清。出血的部位一般位于尿道。③终末血尿:即仅在排尿终末的尿液中有血。出血的部位一般位于膀胱三角区、膀胱颈部或后尿道。④全程血尿:即整个排尿过程中所排出的尿液全有血。出血的部位一般位于膀胱颈以上的部位。为明确血尿发生的部位,一般需要作尿三杯试验。即在连续排尿的过程中,分别留取排尿开始时、中间及终末的尿液作检查,借以估计血尿产生的部位。

3. 血尿是否合并疼痛? 大多数血尿不合并疼痛,除非合并有炎症或梗阻。血尿合并疼痛往往提示血尿起源于上尿路,多由于结石或血凝块引起的输尿管梗阻。

4. 患者有无排出血凝块？出现血凝块说明血尿的量较多。

5. 如有血块排出，那么血块是什么形状的？起源于膀胱、前列腺尿道的血凝块常常没有固定的形状。出现条状血凝块说明出血的部位在肾或输尿管。

如何进行肾脏的体格检查

肾脏的检查包括以下几个方面。

1. 视诊　检查时患者先站立，然后仰卧，观察肾区有无肿胀、肿块、炎症现象，脊柱有无弯曲。较大肾积水时，可在患侧腰部或腹部看到圆形隆起。急性肾周围感染时可见患侧呼吸运动减弱，同时患侧腰肌因炎症刺激而紧张，使腰椎凸向健侧。

2. 触诊　正常成人肾脏不易触及。部分儿童或较瘦的妇女可于吸气末触及右肾下极。双手检查法时，患者取仰卧位并下肢屈曲，松弛腹肌。检查者一手于肋脊角处托起肾脏，嘱患者深吸气，另一只手于腹前壁肋缘下触摸肾脏。触诊时应注意肾脏的大小、硬度，是否随呼吸而上下移动，表面是否光滑，有无肿块或压痛。对任何上腹疼痛患者都应排除神经根刺激的可能、仔细触诊了解有无肋骨等骨骼疾病和肌紧张部位。

3. 叩诊　叩诊时患者多取坐位，双手叩诊法为检查者以左手掌面置于患者肋脊角处，右拳轻叩左手背，患者感到叩区疼痛为叩诊阳性。单手叩诊法即以右拳直接轻叩患者肋脊角。叩痛明显时患者腰部出现保护性躲避动作。有叩痛时表示该侧肾脏或肾周围有炎症现象,也可能是上尿路结石引起肾绞痛的典型症状。

4. 听诊　尿路感染患者肾区听诊无特殊发现。

如何进行输尿管的体格检查

输尿管深在腹后壁脊柱两侧,一般不易触诊。仅输尿管结核患者偶可触及增粗及僵直的硬索条。输尿管肿瘤如有周围组织浸润,有时可在腹部触及肿块。沿输尿管行走区有压痛表示炎症。部分输尿管结石患者也可有局部压痛。

如何进行膀胱的体格检查

检查时患者平卧位,观察下腹部有无隆起或肿块。膀胱位于盆腔底部,一般不易触及。如膀胱内尿液超过 500 ml 时,可在下腹部耻骨上方发现膨隆的膀胱,呈椭圆形肿块,触诊表面光滑。了解膀胱膨胀程度,可用手测量膀胱顶部与脐或与耻骨上缘的距离。双合诊可明确膀胱与其他盆腔肿瘤局部侵犯的程度,最好在麻醉下实施。男性可经腹部和直肠,女性可经腹部和阴道行膀胱双合诊。在操作的过程中应特别注意肿瘤的大小、部位、硬度及周围浸润的情况。

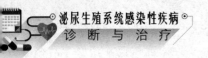
如何进行男性外生殖器的体格检查

对男性外生殖器的检查主要包括以下几方面。

1. 观察阴毛的分布状况　阴毛状况与实际年龄、性别是否相符,有没有寄生虫等。

2. 阴茎的发育情况　应注意有无包皮过长、包茎。翻开包皮检查阴茎头有无红肿、糜烂、溃疡、分泌物、肿块,与包皮有无粘连。观察尿道口有无狭窄或异位,尿道外口的位置异常可能是尿道下裂或尿道上裂。分开尿道口,寻找舟状窝内有无肿块或炎性病变。阴茎海绵体检查注意有无阴茎硬结。尿道触诊硬韧呈条索状,提示尿道狭窄。如尿道有压痛,挤压尿道口有脓性分泌物,则可能为尿道周围炎。如有分泌物,应涂片做细菌学检查。如尿道内流出血性分泌物,应排除尿道肿瘤。

3. 阴囊及其内容物

① 观察阴囊的发育情况。由于阴囊易患皮肤病,应注意有无毛囊炎和皮脂腺囊肿。

② 阴囊内容物检查。患者站立,检查者面对患者,四指在后,拇指在前,将阴囊内容物放在手指之间进行触诊。具体检查内容有:

1) 阴囊肿块。常见的肿块为鞘膜积液与疝内容物。睾丸鞘膜积液呈椭圆形,表面光滑、有囊性感,睾丸在鞘膜腔内透光试验阳性,平卧后肿块不消退,依此可与疝相鉴别。精索鞘膜积液位于精索部位,其下方可触及睾丸,可与睾丸鞘膜积液相鉴别。交通性鞘膜积液大小随体位而改变,站立时增大,平卧时缩小,应与疝相鉴别,而且鞘膜积液多表现为透光,不透光的可能是腹股沟斜疝。

2)睾丸。比较两侧睾丸大小、硬度,有无肿块或触痛。正常成人的睾丸容积为 15～25 ml,小于 12 ml 表示睾丸发育不良。如睾丸增大、质硬,用手托起较对侧沉重,应高度怀疑睾丸肿瘤。睾丸肿瘤伴有反应性鞘膜积液时,肿瘤易被掩盖,可行 B 超检查予以确诊。急性睾丸炎时,睾丸明显肿大,并有压痛,但特别需要和睾丸扭转相鉴别,最简单的方法是睾丸抬举试验,而最准确的方法是 B 超测定睾丸的血供。

3)附睾。注意附睾的大小、硬度,有无结节或压痛。附睾肿大、疼痛、高热,提示急性附睾炎。慢性附睾炎时,附睾增粗,附睾尾部可有结节,有轻度触痛,但无全身症状。附睾结核多位于附睾尾部,少数在头部,可触到硬结。严重者,整个附睾肿大或累及睾丸。发生寒性脓肿时,与阴囊皮肤粘连或溃破形成窦道。附睾结核是阴囊皮肤窦道最常见的病因。附睾肿瘤罕见,应与炎症或结核相鉴别。

4)精索及输精管。检查有无增粗、结节或触痛。急性精索炎时,精索增粗,触痛明显,常与急性附睾炎同时发生。附睾结核常伴有输精管结核,输精管可摸到串珠样结节。精索静脉曲张多见于年轻人。检查时令患者站立,沿精索自上而下轻轻触摸,可扪及扩张迂曲似蚯蚓状的静脉血管,平卧时团块消失,即可确诊。如曲张不明显,可令患者憋气增加腹压,此时如精索静

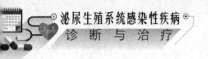

脉增粗,即可确诊。肾癌由于癌栓阻塞肾静脉,使精索内静脉回流受阻,也可引起精索静脉曲张,但这种曲张的静脉在平卧后不会消退。

5)腹股沟检查。注意有无溃疡、瘢痕及肿大的淋巴结。正常时,在腹股沟区可触及淋巴结,呈扁平、较软、无压痛。淋巴结发生急性炎症时则肿大,有压痛,可形成脓肿、破溃。检查斜疝时取立位,以示指轻柔地经阴囊伸至腹股沟管外环处,了解外环口大小,另一手指尖置于腹股沟内环处,嘱患者吸气后屏气以增加腹压,检查者指尖感到有冲击物冲出为阳性。

如何进行前列腺的体格检查

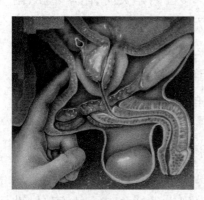

图4 经直肠指检

直肠指诊是检查前列腺和精囊疾病的重要方法。检查前嘱患者排空尿液,患者取胸膝位也可取站立位,腹部靠近检查台一侧弯腰。对于老年体弱或重病患者可采取仰卧位或侧卧位。检查者带好指套并涂抹润滑剂,用示指在肛门处轻轻按揉并缓慢进入直肠深部进行检查(图4)。检查顺序:前列腺、精囊,然后手指旋转360°,最后是直肠和肛门。

1. 检查前列腺的大小、硬度、活动度，表面是否光滑，有无结节或压痛　正常前列腺如栗子大小、平坦、边缘清楚、质地如鼻尖、无结节或压痛，用手推移略活动。两侧叶对称，中央沟稍凹陷。急性前列腺炎时腺体肿大，有明显压痛，如有波动感提示脓肿形成。慢性前列腺炎时，腺体大小无改变或缩小，硬度可软或硬，表面不光滑，边界不清；进行前列腺按摩取前列腺液检查，如白细胞增多即可确诊。前列腺结核时，腺体质地较硬，表面不规则，并有结核浸润的小硬结。

2. 精囊检查　正常精囊位于前列腺侧上方，质地与周围组织相近，难以明确触知。如有急性炎症时，则两侧精囊肿大，有压痛。精囊结核常与前列腺结核同时发生，精囊可有结核浸润或结节。

尿常规检查有哪些项目，尿常规检查有什么意义

尿常规检查是了解患者尿液理化性质及显微镜检查的一项常规检查。一般要求取患者清晨初始尿液，以减少运动和饮食的影响。也可采集任意一次尿液作检查。留取标本时，男性患者如包皮过长，应翻起包皮，消毒尿道外口后留取中段尿液；而女性患者首先清洁外阴，然后分开阴唇后留取中段尿液。

现在，绝大多数医疗单位都已使用专门进行尿常规检验的仪器，仪器出具的报告单与以往的实验室报告单有所不同，特别是有些报告单上全是英文字母，除了医生看得懂外，患者往往是

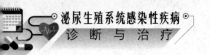
一头雾水。那么,我们应该怎样阅读现在的报告单呢?

尿常规项目大致可分为4部分:肾病类、糖尿病类、尿路感染类以及其他疾病类。

1. **肾病类项目**　酸碱度(pH)、比重(SG)、隐血(BLD)或红细胞(ERY)、蛋白质(PRO)和颜色(COL)。正常参考值依次分别为:4.6～8.0,1.005～1.030,阳性,阴性,淡黄色至深黄色。这些指标的改变可能提示有肾功能损害。

2. **糖尿病类项目**　酸碱度(pH)、蛋白、比重、糖(GLU)和酮体(KET)。这些指标的检测有助于诊断相关并发症和机体一些器官是否受到损害,如是否出现酮血症等。正常情况下,尿糖和酮体为阴性。

3. **尿路感染类项目**　白细胞(WBC)、隐血或红细胞、亚硝酸盐(NIT)、颜色和浊度(TUR)、白细胞酯酶。当泌尿系统受到细菌感染时,尿中往往出现白细胞和红细胞,尿液颜色或浊度也发生改变,白细胞酯酶活性是提示尿液中有白细胞,亚硝酸盐阳性强烈提示为菌尿。因此可用作尿路感染患者的筛选。化学检测尿白细胞和隐血或红细胞只起过筛作用,临床诊断仍以镜检结果为准。

但并不是所有的尿路感染都可以在尿常规中找到异常的。例如膀胱炎,有反复的尿频、尿急症状,但可能在尿常规中正常,要作尿细菌培养加药物敏感试验、尿L-型细菌培养加药物敏感试验。找出泌尿道是何种细菌感染,并找出何种抗生素对此细菌敏感。然后根据检查结果的具体情况采取相应处理措施,要用足药量、足疗程进行规范的、系统的治疗。

4. 其他疾病类项目　主要是酸碱度、比重、胆红素(BIL)、尿胆原(URO)、颜色及其他指标。胆红素和尿胆原两项指标反映肝脏代谢血红素的能力和数量。正常情况下，尿胆红素为阴性，尿胆原为弱阳性。以上指标增高时，往往提示黄疸，尿液颜色呈黄绿色。

尿液常规分析化验单上一些项目后面出现"＋"或"＋＋＋"或数字，表明程度不同，这在医学上叫阳性结果；相反，"－"就称阴性结果。在阅读报告时，要客观地分析报告，因为有许多干扰因素影响到检测结果的准确性，如饮食因素、尿液中的一些干扰物等。当尿常规检查出现异常时，不必过于紧张和忧虑；同样，当出现和临床表现不一致的检验结果时，也不要盲目乐观。一定要配合临床医生做进一步的检查和分析，以免延误疾病的诊断。

尿三杯检查有什么意义

遇到血尿、脓尿时，为了明确病变的部位，应作尿三杯检查。标本的留取方法为：清洗外阴及尿道后连续排尿，将最初10～20 ml的尿液留于第一杯，中间30～40 ml的尿液留于第二杯，终末5～10 ml留于第三杯。必须强调的是一次完整、不停歇的排尿过程。否则，尽管留取了三个标本，实际上每一个标本都相当于初始尿。如果第一杯尿液异常，且程度最重，病变部位可能在前尿道；第三杯异常且程度最重，病变在膀胱颈或后尿道；如三杯均异常，病变在膀胱颈以上。必要时可按摩前列腺留

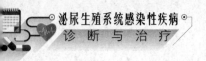
取分泌物检查。

如何留取清洁中段尿标本

　　为了减少因会阴部皮肤、外阴、尿道处微生物的污染,影响尿液细菌学检查结果的准确性,需收集清洁中段尿标本。即在清洁外阴和尿道后,连续排尿,仅将排尿中间的尿液留取在无菌瓶内的整个过程。男性患者包皮过长者应上翻包皮,消毒尿道外口后留取中段尿液;而女性患者首先清洁外阴,然后分开阴唇后留取中段尿液。注意千万不能将白带混入尿液中。贮尿容器必须洁净并在 1 小时内进行检测或培养,否则应保存在 4 ℃的冰箱内。对女性患者也可通过导尿管留取标本。

尿液的细菌学检查对尿路感染的诊断有何意义

　　尿液的细菌学检查是尿路感染诊断中极其重要的内容。俗话说:"冤有头、债有主。"只有通过细菌学检查才能帮助我们找到引起尿路感染真正的元凶。此外,尿液的细菌学检查对于选择有效抗生素进行治疗也具有决定性意义。

　　常用的细菌学检查方法有:

　　1. *尿沉渣涂片找细菌*　　可以初步确定致病菌是阳性球菌还是阴性杆菌,并作使用抗菌药物的参考。取清晨第 1 次新鲜中段尿沉渣涂片,每高倍镜视野下细菌数<10个或无细菌,相当于中段尿培养阴性或菌落计数<10^3/ml;细菌数达15～20个则相当于中段尿培养菌落数>10^5/ml。

2. 尿液细菌培养 目前应用中段尿培养菌落计数的方法可以鉴别是否系尿路感染。菌落数<10^4/ml认为无意义或污染,菌落数>10^5/ml可作为尿路感染诊断的根据,当菌落数10^4～10^5/ml为可疑。尿培养的常见微生物有致病菌、少见的不肯定的致病菌和污染菌三大类。应作药敏试验,以作为临床选用抗菌药物的参考。

3. 结核菌检查 确定有无泌尿系结核的重要方法。尿液浓缩涂片抗酸染色找结核菌,10^4～10^5/ml为阳性,但阳性率低。

尿培养检查前要注意哪些问题

很多因素会影响尿培养结果的准确性。因此,在进行尿培养之前必须尽可能地规避那些可能影响尿培养结果的因素。

① 中段尿收集不符合要求。外阴消毒对尿培养影响很大,过多消毒液混入尿标本会抑制细菌生长,出现假阴性结果。所以在取样前应用肥皂水、聚维酮碘(碘附)溶液、无菌水清洗外阴及尿道口,留取中段尿于无菌瓶中,盖消毒棉塞后送检。

② 检测样本放置时间过长。尿液收集要新鲜,放置时间不宜超过1小时,否则细菌数大增,出现假阳性。如果无法迅速送检,应保存在4℃的冰箱内,但不能超过8小时。

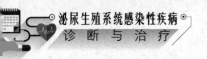
③ 尿培养前曾使用抗菌药物,可出现假阴性,所以尿培养检查最好要求患者在用药前或停药 2 天后采样。

④ 膀胱内尿液停留时间短(少于 6 小时)或饮水太多,稀释了尿中细菌,影响了结果的正确性。

⑤ 血源性急性肾盂肾炎、肾实质内小脓肿形成,慢性肾盂肾炎黏膜病变趋向痊愈,而肾实质病变依然存在,或尿路梗阻并存感染灶和尿路不相通,则尿中细菌往往呈阴性。

⑥ 菌种不同,对菌落计数有影响。

⑦ 接种技术上的错误,也可影响结果。

⑧ 尿路感染的排菌可呈间歇性,如慢性肾盂肾炎没有急性症状时,尿培养可为阴性,但在其急性发作时,尿培养则常为阳性。

尿培养出现假阳性或假阴性结果,一般占 1/3～2/3。对尿细菌学检查结果的判断,必须结合临床表现,有时还要反复多次进行,一般需连续送检 3 次。

怎样进行尿道分泌物的检查

尿道分泌物检查对尿道炎的诊断十分重要。

常规外阴及尿道外口消毒后,用手由后向前挤压尿道,将挤出的尿道分泌物用消毒棉签采取,立即作直接涂片及细菌培养检查。注意挤压尿道时不能用力太大,略施力量能使脓液流出即可。否则,会导致脓液在黏膜下扩散。

新鲜涂片镜检,观察分泌物的颜色,有无白细胞、脓细胞、红细胞、滴虫等其他有形成分。如有大量白细胞或脓细胞,多见于非特异性尿道炎、淋病性尿道炎等;如有红细胞存在或红细胞与脓细胞并存,多见于尿道损伤后感染、尿道肿瘤、尿道结石及尿道肉阜等;如发现滴虫,表示泌尿生殖系有滴虫感染。

分泌物涂片作革兰染色镜检,如发现有淋病双球菌,表示有淋病性尿道炎。

尿路感染在什么情况下才需要进行膀胱镜检查

对尿路感染患者,一般不常规作膀胱镜检查。在急性感染时更是禁忌进行膀胱镜检查。仅在以下情况下,才需要进行胱镜检查。

① 需要观察膀胱内部情况,确定上尿路及邻近器官病变是否累及膀胱者,检查膀胱内有无确切的感染灶及新生物;尤其是反复经久不愈的尿路感染,考虑是否有膀胱内病变(例如,膀胱结石、异物、肿瘤)时,在充分的术前准备下,进行膀胱镜检查;对于膀胱肿瘤术后的患者,在定期膀胱灌药期间,如果出现顽固的尿路感染,用多种抗生素均无效的情况下,需要行膀胱镜检查,排除肿瘤复发及肿瘤组织坏死的可能。

② 对于上尿路梗阻合并感染的患者,通过 CT、IVP 难以明确梗阻部位及范围时,可采取膀胱镜下逆行造影。需要注意的是在造影剂中应加入抗生素(庆大霉素),并且注入造影剂时压

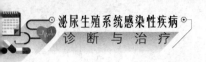

力要小,速度要慢,以患者出现腰胀为度。必要时检查结束时还要在输尿管内留置双J导管。

③ 通过膀胱镜进行活组织检查及治疗性操作,如膀胱碎石、取石,取异物,膀胱肿瘤活检切除术等。肾积水伴感染难以控制时,可通过膀胱镜置入输尿管导管,留取肾盂尿作细菌培养,并充分地引流,有利于感染的治疗。

膀胱镜检查是否很痛苦,检查前要做哪些准备

虽然膀胱镜检查是一项有创性的检查,但只要掌握适应证,严格执行操作规程,明确患者没有膀胱镜检查的禁忌证,正确应用尿道表面局部麻醉,绝大多数患者无特殊不适。即便偶尔出现轻度血尿或局部疼痛,通常在2~5日内逐渐减轻、消失。术后嘱患者多喝水,必要时用解痉剂、止痛剂及口服抗生素。

对于难以耐受疼痛的男性患者及可能需要进一步采取治疗的患者而言,需要采取静脉麻醉或椎管内麻醉,减少患者的痛苦,也利于检查的顺利进行。

行膀胱镜检查的患者,在术前可按麻醉要求作常规准备,患者充分了解膀胱镜操作的必要性及可能遇到的问题,以消除恐惧心理。男性患者术前需要清洗包皮;女性患者需要清洁外阴,并备皮。如要进行逆行造影者,必须进行肠道准备。对有膀胱炎症者,应在炎症控制后才施行检查。

膀胱镜检查有哪些并发症

膀胱镜检查后可能发生的并发症有以下几方面。

1. **发热** 发热多见于检查前已有泌尿系感染者(尤其是尿道有炎症者),也可见于肾盂原有感染,因逆行造影注入造影剂时压力太大造成感染扩散(反流);膀胱镜插管困难,造成尿道黏膜损伤致尿道内残余细菌进入血液循环,发生"尿道热"以及器械消毒不彻底所致。轻则造成泌尿系感染,重则可引起败血症、中毒性休克,故应高度重视。

2. **损伤** 由于操作粗暴或用力不当,尤其在腰麻、鞍麻下更易发生损伤。轻则造成尿道损伤,重则形成假道或尿道直肠穿透伤、膀胱破裂。亦有因膀胱本身病变(如膀胱结核、憩室等),膀胱壁缺乏弹性,膀胱镜检查后,病变部位可发生自发性穿孔,但较为少见。

3. **血尿** 膀胱镜操作引起的血尿一般不重,多饮水后可自愈。但需要重视的是,因操作使膀胱肿瘤、溃疡性膀胱炎等病变组织损伤或操作引起尿道损伤、膀胱破裂等并发症时,也可发生严重出血。

4. **腰痛** 多因逆行造影时造影剂注入较多或压力太大所致。

虽然膀胱镜检查可能会出现上述并发症,但只要认真对待、仔细操作,一般情况下都能避免。患者对此不应过于紧张,而应配合医生,共同完成检查。

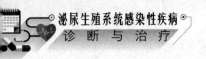
B超检查在尿路感染诊断中有什么作用

对于尿路感染,B超检查的作用在于以下几点。

① 明确泌尿系有无先天性畸形(如先天性巨输尿管),尿路感染是否与这些畸形有关。

② 辅助上尿路感染的诊断。对于上尿路感染,通过B超可以了解肾脏积水的程度,指导肾穿刺路径的选择;可以通过测定肾皮质厚度大致判断肾功能受损的程度及肾功能恢复的可能性;可以借助B超了解肾周积液的范围、大小。通过对肾盂、输尿管的检查,了解肾盂、输尿管有无梗阻、结石及肿瘤。

③ 对下尿路感染,通过B超检查可以明确下尿路有无梗阻性疾病,有无导致下尿路反复感染的诱因。通过对排尿后膀胱内剩余尿量的测定,了解前列腺增生造成梗阻的程度;对于前列腺三径的测量,可以了解前列腺的体积,并排除前列腺肿瘤的可能;在充盈的膀胱内极易通过B超检出肿瘤和结石,前者呈实质性暗区,后者表现为较强的光团伴有声影,且随体位改变发生移位。

④ 对于阴囊病变,尤其是睾丸、附睾的炎症与睾丸扭转,可借助B超做出鉴别。一般在多普勒诊断仪检查下,睾丸附睾炎表现出睾丸血供丰富伴有低回声肿块;而睾丸扭转者表现患侧睾丸血流减少或消失。检查时应做双侧对比。

排泄性尿路造影对诊断尿路感染有何意义

排泄性尿路造影亦称静脉尿路造影,是经静脉注射不透 X 线的有机碘造影剂使肾实质、肾盏、肾盂、输尿管、膀胱和尿道显影的方法。这种方法简单,不需要特殊设备和技术,能够反映肾脏功能。

对于尿路感染,排泄性尿路造影的意义在于:①明确上尿路有无梗阻性病变,例如输尿管结石、肿瘤等,了解肾盂肾盏、输尿管有无扩张积水,有无引起上尿路感染的诱因;②明确有无下尿路梗阻的病变,例如尿道狭窄、膀胱输尿管反流及前列腺增生,了解膀胱内有无引起反复感染的原因,例如,膀胱输尿管反流、膀胱内异物、结石,是否有剩余尿等;③排除泌尿系先天性畸形,如双肾盂、双输尿管逆行造影不能全部显示者。

对肾功能不良、肾性高血压、肾下垂以及需要观察全泌尿系者,估计应用常规剂量造影剂作排泄性尿路造影显影不满意时,可用大剂量造影,均有重要价值。

膀胱造影对诊断尿路感染有何意义

膀胱造影有排尿期膀胱尿道造影与逆行性膀胱造影两种。前者可在排泄性尿路造影时,待造影剂充盈膀胱后进行。经导尿管或直接经尿道口向膀胱内注入造影剂摄片为逆行性膀胱造影。通过膀胱造影观察膀胱形态、大小及与邻近器官的关系。对于尿路感染,采用尿道造影的主要目的是:①观察膀胱内有无导致尿路感染反复不愈的病变,如憩室、结石、瘘管、破裂、前列腺增生、膀胱颈部梗阻、尿道狭窄等;②观察有无膀胱输尿管反流,这可能是上尿路感染难以控制的一个原因;③膀胱邻近器官如盆腔肿瘤、妇科疾病、脐尿管未闭、输尿管囊肿、膀胱与邻近器官异常通道等。

CT 检查在尿路感染诊断中有哪些作用

一般情况下,对尿路感染的诊断并不需要作 CT 检查。仅在一些特殊情况下,因常规检查不能达到诊断目的,或者为了寻找导致尿路感染经久不愈的原因时,才需要作 CT 检查。

目前,CT 检查技术的迅速发展,尤其是多层螺旋 CT 的出现,对泌尿系统疾病的诊断提供了有力的证据。在泌尿系统疾病的诊断中,主要用于泌尿系结石、泌尿系统占位性病变、先天性畸形、肾积水或积脓、腹膜后纤维化、膀胱憩室、前列腺增生、鞘膜积液等,并可以显示肾血管。在尿路感染的诊断中,CT 主要用于下列疾病。

1. **急性肾盂肾炎** CT 平扫可见患肾肿大,增强 CT 可见肾皮和肾髓质分界不清,肾内可见斑点及虫蚀状改变,造影剂分泌减少、变慢,有楔形或圆形增强减低区。

2. 慢性肾盂肾炎　CT 可见单侧或双侧肾萎缩,表面有多个瘢痕收缩,肾盏乳头表现失常,肾盏变钝,肾实质变薄,局部有代偿肥厚,类似假瘤。

3. 肾脓肿　可见患肾肿大,局部突出轮廓外,增强扫描时肾脓肿边界清晰,中心坏死不增强,但边缘增强,患侧肾周筋膜增厚,肾周脂肪斑点状模糊。肾集合系统扩张,与肾实质边界模糊,肾盂内密度高于正常尿,并可见尿液-脓液平面;对明确梗阻原因及部位有价值。

4. 肾周脓肿　肾周脂肪密度增高,脓肿壁可见增强。肾肿大、模糊,肾周筋膜、腰大肌增厚。

此外,CT 对泌尿系统的一些特异性感染,如肾结核、肾放射菌病、泌尿生殖系统包虫病、泌尿系统血吸虫病、泌尿生殖系真菌感染、肾曲霉菌感染等的诊断也有很高的价值。

MRI 检查在尿路感染诊断中有哪些作用

MRI 检查是一种无创的成像技术,由于能进行尿路成像、肾灌注成像和扩散成像,使 MRI 在泌尿系统疾病的诊断中得到广泛应用。对于尿路感染性疾病,由于许多基本的诊断方法已能达到临床要求,一般不需要应用 MRI。仅在特殊情况下才应用,如:肾脓肿、肾结核、急性前列腺炎、前列腺脓肿、附睾结核等。

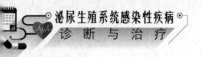
什么是尿动力学检查，
尿动力学检查有哪些内容

尿动力学检查是依据流体力学和电生理学的基本原理和方法,检测尿路各部压力、流率及生物电活动的检查,主要是通过检查了解尿路输送尿液的功能及机制以及排尿功能障碍性疾病的病理生理学变化。正如我们在设计飞机时要研究气流、设计轮船时要研究水流一样,要诊断及治疗排尿疾病,也得研究尿流的变化。开展尿动力学研究,不但对排尿功能障碍性疾病的临床诊治有重要的实用价值,而且对排尿生理学、神经泌尿学和相关的药理学研究,也有十分重要的科研价值。

根据解剖部位,尿动力学分为上尿路尿动力学和下尿路尿动力学。目前研究和开展比较多的是下尿路尿动力学,检查内容包括尿流率测定、充盈性膀胱测压、尿道压力测定、压力流率同步检查、压力肌电图同步检查及影像尿动力学检查等。

什么是尿流率测定,尿流率测定有何临床意义

尿流率是指单位时间内经尿道排出的尿量,也就是排尿的速度,以 ml/秒表示。尿流率测定是利用尿流率计测定并记录尿流率及其模式的方法,是一种简单的、非侵入性的检查方法,操

作方便、快速,没有痛苦和不良反应。患者只要在尿意强烈时,对着尿流率计排尿,仪器即可通过电脑记录整个排尿过程,并对其进行分析,绘出尿流曲线,给出各项尿流参数。临床上,尿流率测定常用于排尿功能障碍性疾病的检查、随访和疗效评估,也可作为门诊对下尿路症状患者进行筛选的检查手段。

什么是膀胱压力测定,膀胱压力测定有何临床意义

充盈性膀胱测压就是在以一定的速度将特定的介质(例如,空气、二氧化碳或水)注入膀胱的同时测定膀胱内的压力。观察膀胱容量与膀胱压力变化的相互关系。目的是了解储尿期膀胱的感觉、容量、顺应性、逼尿肌的稳定性和排尿期逼尿肌的收缩力。

在下尿路疾病时,膀胱压力图会出现异常改变。这些异常情况包括以下几方面。

1. **低顺应性膀胱** 膀胱的空虚静止压超过 15 cmH$_2$O,随着膀胱被充盈,膀胱内压逐渐升高超过 26 cmH$_2$O 或膀胱容量稍增加即有明显的压力升高,称为低顺应性膀胱。多见于中枢神经系统病变所致神经源性膀胱、挛缩性膀胱及有大量剩余尿时。

2. **高顺应性膀胱** 膀胱压力持续低水平,最大膀胱容量可超过 600 ml。常见于骶髓损害导致的神经源性膀胱、糖尿病性膀胱及下尿路梗阻失代偿期。

3. **逼尿肌不稳定** 在膀胱充盈过程中,自主性或诱发性出现压力超过 $15\ cmH_2O$ 的逼尿肌无抑制性收缩,则称为逼尿肌不稳定。常见于中枢神经系统病变所致的神经源性膀胱及下尿路各种病变刺激。

4. **逼尿肌无反射** 指各种刺激均不能诱发膀胱逼尿肌收缩,最大膀胱容量增大,呈弛缓性瘫痪。见于下运动神经元损伤。

5. **逼尿肌收缩功能低下** 指排尿期膀胱逼尿肌收缩力低或不能持续有力地收缩,最大逼尿肌压力常低于 $40\ cmH_2O$。可见于严重下尿路梗阻后期和糖尿病性膀胱。

6. **逼尿肌收缩亢进** 指逼尿肌收缩力增高。见于下尿路梗阻代偿期。

什么是压力-流率同步测定

压力-流率同步检查指同步测定排尿期逼尿肌压力和尿流率,并分析两者之间的相关性以确定尿道阻力的方法。它是目前确定是否存在膀胱出口梗阻最有效的方法。压力-流率同步测定是根据欧姆定律的主要原理设计的,即阻力＝压力/流率。如膀胱出口无梗阻,将尿液排出所需的逼尿肌压力必定很低,产生的尿流率一定很大;如膀胱出口存在明显梗阻,则将尿液排出所需的逼尿肌压力一定很大,尿流率相应很低。以逼尿肌压和尿流率为参数绘出压力流率图可分析出是否存在梗阻以及梗阻的程度。目前常用的压力流率图有 A-G 图和线性被动尿道阻力相关性即 LinPURR 图,根据最大尿流率时逼尿肌压在图中的位置判断梗阻的程度。

尿路感染容易与哪些疾病相混淆

具有典型的尿路感染临床表现和尿细菌学检查阳性的患者易于诊断,但不典型的尿路感染容易与其他一些疾病相混淆。而一些有尿频、尿急等尿路刺激症状的疾病也容易被误诊为尿路感染,所以应该注意鉴别诊断,以免贻误治疗。与尿路感染容易混淆的疾病主要包括发热性疾病、腹部器官疾病、尿道综合征、输尿管结石等。

1. **发热性疾病**　有部分尿路感染以发热为主要症状,而尿路刺激症状不明显(如输尿管梗阻伴急性肾盂肾炎),易与发热性疾病如上呼吸道感染、疟疾等混淆。

2. **腹部器官疾病**　急性阑尾炎(盆位)、盆腔脓肿可以刺激膀胱而引起如尿频、尿急等类似于尿路感染的膀胱刺激症状。宫外孕伴有盆腔积血也可以引起尿频、尿急而易被误诊为下尿路感染。有些尿路感染病例表现为发热、恶心、呕吐等全身症状,易被误认为急性胃肠炎。急性肾盂肾炎因腰痛、发热易与急性胰腺炎相混淆。

3. **尿道综合征**　在有尿路刺激症状的妇女中,约 70% 的患者有脓尿和细菌尿,为真性尿路感染,而其余 30% 的患者,尿白

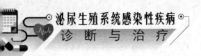
细胞往往阴性,不是尿路感染,而是尿道综合征。这类病例在临床上常常容易被误诊为尿路感染而接受不必要的抗感染治疗。

4. 输尿管结石 输尿管壁间段结石患者可发生突发性腰腹部疼痛伴尿频、尿急,但此时的尿频、尿急是结石诱发膀胱三角区的平滑肌痉挛所致,而非尿路感染引起。

应该注意的是,尿路感染的部位不同,表现的症状也不同,需要与之鉴别的疾病也不一样。虽然有时候尿路感染的临床症状容易与其他疾病混淆,但若能不疏漏局部症状,及时就医,结合尿常规和尿细菌学检查以及 B 超、IVU 检查,还是可以得到正确的诊断和治疗。

怎样诊断急性肾盂肾炎

肾盂肾炎被定义为肾和肾盂的感染,尤其是细菌感染,引起的肾实质中肾小管及间质的炎症。急性肾盂肾炎起病较急,可表现为突然起病,常有全身感染症状如发热、寒战、乏力、恶心、呕吐等,严重者可合并败血症(休克)、膀胱刺激症状(尿频、尿急、尿痛)和患侧腰部有程度不等的胀痛、酸痛,肾区常有压痛、叩击痛或肋脊角(CVA)有明显压痛,血中白细胞总数和中性粒细胞百分比升高,尿常规可有大量白细胞,见白细胞管型,尿沉渣可找到致病菌,细菌培养阳性。如出现上述症状和体征,就有可能是急性肾盂肾炎,应及时就医。只要辅助检查的结果支持,就可以明确诊断了。

急性肾盂肾炎应与胃肠炎、胰腺炎、胆囊炎、盆腔炎症、阑尾炎、肝炎等鉴别。

怎样诊断慢性肾盂肾炎

急性肾盂肾炎未得到彻底治疗,病情反复或迁延不愈,可转为慢性肾盂肾炎(通常指病期超过 6 个月)。患者起病可隐匿,且症状常不典型。患者通常有急性尿路感染病史,发病时有肾区轻微不适感,或伴有尿频、尿急、尿痛症状,或伴畏寒、发热,晚期慢性肾盂肾炎可发展至慢性肾衰竭,出现高血压、水肿、呕吐和贫血等尿毒症症状,可有肾区叩痛,血中白细胞总数和中性粒细胞百分比升高,尿常规多有白细胞,可见白细胞管型,尿沉渣可找到致病菌,细菌培养阳性,晚期患者肾功能减退。

慢性肾盂肾炎临床上可分为下列 5 型。

1. **复发型** 急性肾盂肾炎经治疗缓解后又复发,临床表现与急性肾盂肾炎相似或较轻。

2. **高血压型** 晚期慢性肾盂肾炎常并发高血压,甚至引起恶性高血压和高血压脑病、心力衰竭。

3. **低热型** 以长期低热为主要表现,而尿路症状不明显,常伴腰酸、头晕、乏力等。

4. **血尿型** 以血尿为主要表现,可呈镜下或肉眼血尿,伴腰痛及明显尿路刺激征,易误诊为肾结核。

5.隐匿型 无任何全身或尿路刺激症状,仅有尿检异常,尤其多见于妊娠妇女。

当有符合如上描述的情况发生时,考虑慢性肾盂肾炎,应及时就医治疗。

怎样诊断黄色肉芽肿性肾盂肾炎

黄色肉芽肿性肾盂肾炎为一种特殊类型的严重的慢性肾实质感染。临床表现与新生物或其他慢性肾实质性疾病相似,诊断十分困难。临床上,黄色肉芽肿性肾盂肾炎较为罕见,但近年有增多趋势。

黄色肉芽肿性肾盂肾炎多见于女性,男女患病率之比为 1:2 或者 2:3;任何年龄都可发病,但以 50 岁以上者为多见。多数患者有复杂的症状和体征,大致可归纳为 4 类:①疲乏无力,食欲减退,长期发热,体重减轻及贫血等;②腰痛,肾区可扪及肿块,伴有压痛,易误诊为恶性肿瘤,在病理上已属Ⅱ、Ⅲ期;③尿频、尿急、尿痛、脓尿、血尿及菌尿等肾盂肾炎的表现;④部分患者有肝肿大,肝功能异常,有时出现黄疸,称为肾源性肝功能不良综合征。

对考虑为黄色肉芽肿性肾盂肾炎的患者,需做一些辅助检查:①尿液检查见镜下血尿及脓尿,β_2 微球蛋白增加,溶菌酶阳性,中段尿培养为大肠埃希菌或变形杆菌;②血清 α_2 球蛋白,IgM 增高,或有丙氨酸氨基转移酶、碱性磷酸酶及胆红素增高,凝血酶原时间延长;③肾功能检查,血清肌酐和尿素氮多在正常范围内,肌酐清除率轻度降低;④影像学检查对本病较有价值。一般先行 B 超检查,可见到患肾有不同程度增大,有液性暗区存在及肾轮廓异常。本病的 X 线改变很不一致,可见各种各样的局灶性或弥漫性损伤,且取决于有无梗阻、结石和其他异常的存在。80%的患者 IVP 可发现带有结石的患肾无功能,肾盏变形也常见,尤其患肾为弥漫性者,局灶性损伤者表现为囊性或肿块内空洞,其中充盈缺损。CT 检查可清楚显示肾内多个结节状或较大肿块低密度灶,加用造影剂后增强不明显。此外,可见结石或肾内钙化灶。另外,磁共振断层摄影对本病诊断有一定参考价值。

本病的诊断十分困难,常被误诊为肾肿瘤及结核、结石并肾积水、肾囊肿或肾周围脓肿。误诊的主要原因:一是医生对黄色肉芽肿性肾盂肾炎不了解;二是本病确无与其他疾病易于鉴别的特殊性症状和体征。

在下列情况下应怀疑本病:①患侧(大多数为右肾,极少两肾同时患病)持续性腰胁部疼痛,常有长期低热或反复出现尿路刺激症状及血尿和白细胞尿,使用抗菌治疗症状不见明显好转;②一侧肾肿大,伴肾功能异常,对侧肾完全正常;③患侧可查到结石、肾积水;④肾区可扪及肿块,无持续性肉眼血尿,无恶病质表现,膀胱镜检查未见结核病灶,尿结核菌培养阴性;⑤存在肾源性肝功能异常综合征及血清 IgM 增高。

以上 5 项中具备 2 项者即应怀疑本病可能,如具备 3 项者,应高度怀疑本病,必须做进一步检查。尿沉渣做细胞学检查有

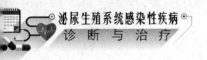

助于诊断,如未找到肿瘤细胞,而发现有泡沫状巨噬细胞即可作出诊断。此外,肾活检病理诊断可确诊。

怎样诊断肾皮质化脓性感染

肾皮质化脓性感染最常见的致病菌为金黄色葡萄球菌,细菌可以由其他部位的化脓病灶经血液进入肾脏,例如疖、痈、脓肿、感染伤口、上呼吸道感染及肾邻近组织感染等。初期病变局限于肾皮质形成多发微小脓肿,继之可集合成多房性脓肿,部分患者可由小脓肿融合成大脓肿,成为肾痈。少数患者到晚期,近皮质的肾痈可穿破包膜,发展成为肾周脓肿,近肾盏的脓肿可穿孔向肾盂引流,则尿中可找到细菌,称为肾皮质化脓性感染。

肾皮质化脓性感染多见于 20～40 岁患者,男性多于女性。其临床的典型表现有突然寒战、发热、肾区疼痛及触痛。病程长者可消瘦、贫血。如尿路为不完全性梗阻、脓液沿输尿管排入膀胱而出现膀胱刺激症状。肾实质感染所致广泛的化脓性病变,或上尿路梗阻后肾盂肾盏积水、感染而形成一个积聚脓液的囊腔称为肾积脓。检查时会发现上腹部有压痛并可摸到包块,肾区饱满、脊肋角有明显压痛及叩击痛,可伴有肌紧张。

实验室检查:血白细胞计数升高,尿化验可以正常。糖尿病患者可有血糖升高及尿糖阳性。肾超声检查可见肾脓肿。排泄性尿路造影或肾动态显像提示患侧肾功能减退或丧失。CT 扫描可以明确诊断。在超声或 CT 引导下穿刺脓肿有利于诊断和明确细菌的种类,选择有效的抗生素;同时可进行脓肿引流。膀胱镜检查时发现患侧输尿管口喷脓尿可作为诊断的依据。

怎样诊断脓肾

脓肾又称为肾积脓,是肾脏最严重的化脓性感染,肾实质受到严重的破坏,形成一个充满脓液的"肾袋"。常见于上尿路梗阻(如输尿管结石)继发的感染,也可以是肾积水合并感染伴肾实质的破坏,多为大肠埃希菌感染(图5)。

如何诊断脓肾呢?

首先,脓肾的临床表现有两大类型:一类为急性发作型,以寒战、高热为主,常伴有全身无力、呕吐和腰部疼痛症状。另一类为慢性病程型,患者有长期肾感染病史,或肾、输尿管结石病史,表现为反复发作的腰痛,常伴盗汗、贫血和消瘦。

其次,查体可见腰部肿胀,可扪及肿块,肾周的肌紧张,肾区有明显的叩击痛。

实验室检查可以发现血液中白细胞明显升高。尿常规检查有大量脓细胞,血、尿液培养均

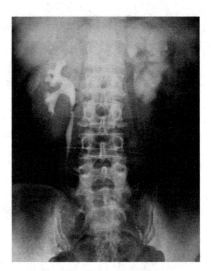

图5　左肾实质严重破坏,体积明显增大,已形成肾积脓

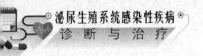

阳性。但如上尿路已完全梗阻,尿常规可以没有明显异常,尿细菌培养也可呈阴性。

最后,影像学检查见腹部平片肾影增大,模糊不清。排泄性尿路造影显示患肾显影延迟或不显影。逆行造影可显示梗阻或不规则充盈缺损。B超检查可发现肾脏内有液性暗区,提示有脓肿形成。CT肾扫描则可显示肾实质中形态不一、边缘模糊的混合密度肿块,中央区为低密度。

肾积脓应与急性肾盂肾炎、肾周围炎和肾周围脓肿、肾结核、肾积水、肾肿瘤相鉴别。

怎样诊断坏死性肾乳头炎

坏死性肾乳头炎又称为肾乳头坏死,它是指肾乳头顶端或整个锥体的缺血坏死,但只局限在肾乳头髓质内层。肾乳头坏死多与糖尿病、长期服用镇痛剂等因素有关。

坏死性肾乳头炎的诊断并不难。首先根据其病史,患者通常有糖尿病史或长期服用镇痛剂史,还可以有从尿液中排出坏死组织的病史。其次,根据其临床表现,可以分为暴发型和慢性型。

1. *暴发型* 一般继发于尿路感染,表现为突发性的发热、寒战、腰痛,甚至出现感染性休克和尿毒症,甚至死亡。

2. *慢性型* 大部分患者发病隐蔽,仅在肾乳头坏死脱落引起尿路梗阻时才出现明显的腰痛、血尿。偶尔通过排泄性尿路造影发现。

体检通常无明显的体征。暴发型患者可有肾区叩击痛,甚至出现血压下降,少尿或无尿。

实验室检查:可以发现血白细胞总数升高,尿中可找到白细胞,血尿素氮、肌酐可升高。影像学检查:排泄性尿路造影可显示肾盏有圆形空洞;当肾乳头坏死组织脱落可引起肾绞痛时,患肾可显影延迟或不显影;合并感染时可见肾乳头钙化的影像。

坏死性肾乳头炎应与肾皮质化脓性感染、急性肾盂肾炎、慢性肾盂肾炎、肾结石、肾结核相鉴别。

怎样诊断肾周围炎与肾周围脓肿

肾周围炎是指肾周脂肪囊内脂肪组织的炎症,肾周筋膜将炎症局限在肾脏周围。如炎症不能控制而继续发展,则可能形成脓肿,称为肾周围脓肿。感染主要来自血行感染,也可来自肠、胰、胸腔的感染。大多数患者有糖尿病。

诊断主要依靠以下几个方面。

1. **临床表现**　起病隐匿,缺乏特异性症状,早期诊断较为困难。通常继发于严重慢性肾脏感染,有持续或反复尿路感染病史。先出现腰部钝痛,然后出现畏寒,持续性高热。

2. **体征**　患侧腰部肌肉紧张可触及痛性肿块,患侧下肢不能伸展,腰部和肋脊角有明显的叩击痛。

3. **实验室检查**　血液中白细胞总数和中性粒细胞升高,血

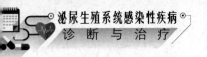

培养可发现细菌生长。尿中通常无白细胞或细菌,但当继发于肾感染时,尿中可检查出白细胞。必要时需穿刺抽出脓液进行细菌学检查。

4. 影像学检查

① KUB。肾轮廓不清,肾区密度增高,腰椎向患侧弯曲,患侧腰大肌阴影消失。

② IVU。患侧肾脏显影差或不显影,有时可发现肾结石和上尿路梗阻征象。

③ B超检查。可见患侧肾轮廓不清,肾周有边界不清的低回声光团。肾脏位置固定,不随呼吸活动。在B超引导下对肾周脂肪囊进行穿刺,若抽出脓液,即可明确诊断。

④ CT。可以显示肾周有低密度的肿块,肾脏增大、移位,肾周筋膜增厚,脓肿中有时可见气体或气液平。是诊断本病的最佳方法。

⑤ 胸片。可见肺下叶浸润,胸腔积液,膈肌抬高。

肾周围炎及肾周围脓肿应与肾皮质化脓性感染、急性肾盂肾炎、肾乳头坏死、肾周囊肿相鉴别。

怎样诊断输尿管炎

输尿管炎是由大肠埃希菌、变形杆菌、铜绿假单胞菌和葡萄球菌等致病菌所引起的输尿管管壁的炎性病变。输尿管炎很少单独存在,常继发于泌尿系其他部位的感染、内源性或外源性损伤。近年来,随着输尿管镜等内镜技术的广泛应用,通过输尿管镜检查发现的输尿管炎病例正在不断增多。

输尿管炎主要的诊断依据有以下几个方面。

1. **临床症状** 主要表现为尿频、尿急、尿痛,伴有腰酸、腰痛。严重时可发生血尿、发热等症状。

2. **体征** 当造成严重的肾积水时,肾区有叩击痛。

3. **实验室检查** 尿常规检查可见白细胞,尿培养可有致病菌生长。

4. **影像学检查** B超可发现肾积水;排泄性尿路造影可见输尿管扩张或狭窄;输尿管僵直且边缘不规则。

输尿管炎应与输尿管阴性结石、输尿管肿瘤、下腔静脉后输尿管相鉴别。

如何诊断急性细菌性膀胱炎

急性细菌性膀胱炎的诊断主要依据病史、体征及辅助检查。

它多见于女性,多于性交、劳累、憋尿或受凉后发病。起病较急,但通常无全身症状。其主要症状为:①尿频。每小时排尿1~2次,甚至更多,每次尿量少,常伴有尿急,严重时可有急迫性尿失禁。②尿痛。多在排尿时发生,终末加重,排尿时会阴部耻骨上尿道有烧灼感。③脓尿。尿混浊。④血尿。通常在排尿结束时有肉眼血尿。血尿有可能是急性膀胱炎的首发症状。

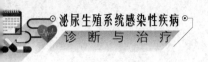
急性细菌性膀胱炎常无特异性的体征,耻骨上区有时有压痛。

辅助检查:中段尿检查可发现有脓细胞和红细胞,同时行尿细菌培养、菌落计数和药物敏感试验,可为以后的治疗提供准确的依据。血常规可正常或白细胞轻度升高。在急性炎症期,忌行膀胱镜检查。

如何诊断慢性细菌性膀胱炎

慢性膀胱炎的症状与急性相同,但程度较轻。其特点为持续性或复发性膀胱刺激症状,尿液混浊或呈脓性。如果有持续或反复的尿频、尿急、尿痛应考虑可能是慢性膀胱炎。

对慢性膀胱炎患者应进行全身和泌尿系统检查。首先,应化验清洁中段尿,了解尿中有无白细胞;同时进行中段尿细菌培养,了解引起膀胱炎的细菌类型。当明确为慢性细菌性膀胱炎后,还要寻找引起慢性膀胱炎的原因。检查有无肾积水和慢性尿潴留。男性患者要了解有无前列腺疾病或尿道狭窄。女性患者必要时还应做妇科检查,了解有无宫颈炎、尿道外口处女膜畸形、阴道炎、挤压尿道有无脓液滴出。B超、X线检查以了解有无泌尿系结石、畸形及挛缩。中段尿细菌培养往往呈阳性。膀胱镜检查常可见膀胱内有絮状物、脓苔、充血水肿及小梁增生,并可排除膀胱结石、异物。

如何诊断间质性膀胱炎

多年来,间质性膀胱炎的早期诊断一直是个难点,临床上主要依靠病史、体检、排尿日记、尿液分析、尿培养、尿动力学检查、膀胱镜检查及病理组织学检查。病理学诊断是最终诊断,但要求取材必须深达逼尿肌层。美国间质性膀胱炎工作组制定了间质性膀胱炎诊断的临床标准为以下几方面。①白天 12 小时内排尿次数多于 5 次。②夜尿多于 2 次。③症状持续一年以上。④尿动力学检查未发现逼尿肌的不稳定性。⑤膀胱容量小于 400 ml。⑥尿急。⑦Hunner 溃疡。⑧下列症状与体征至少有 2 条者:a.膀胱充盈时疼痛,排尿后减轻;b.耻骨上区、盆腔、阴道、尿道或会阴疼痛;c.麻醉状态下行膀胱镜检查,保持膀胱在 7.84 kPa 压力下 1 分钟可见膀胱黏膜出血;d.对膀胱镜检查的耐受力下降。

通常需要进行的检查主要有几下几种。①尿培养和尿脱落细胞检查以除外细菌性膀胱炎及尿路上皮肿瘤。②膀胱镜检(麻醉状态下使膀胱保持在 7.84 kPa 1 分钟),可发现膀胱容量减少和 Hunner 溃疡。③膀胱组织病理学检查,典型改变为慢性全膀胱炎、显著纤维化。④血生化检查:嗜酸性阳离子蛋白(肥大细胞脱颗粒时释放)和 1,4-2 甲基咪唑乙酸在肥大细胞增多的患者中均增加。⑤尿动力学检查:用于对疼痛性排尿异常的鉴别,监测对治疗反应。⑥IVU:晚期间质性膀胱炎用此方法观察

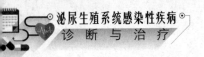

膀胱容量。

基于葡胺聚糖(GAG)具有阻止钾离子通过膀胱上皮的保护层作用,近年来采用钾离子敏感试验作为筛选和诊断间质性膀胱炎的新方法。分别用无菌水和钾溶液行膀胱灌注,并记录尿路刺激症的程度。由于正常人有完整的 GAG 层保护,不会出现症状,间质性膀胱炎患者因为 GAG 层缺陷,钾离子透过移行上皮并到达深层组织时,会产生刺激症状和毒性反应。这个试验对间质性膀胱炎有一定的诊断价值。

尿液中某些成分的改变(如 GP251、APF)可作为间质性膀胱炎诊断指标,具有较高的敏感性和较强的特异性。还有一种盆腔疼痛(Pelvic Pain)、尿急(Urgency)及尿频(Frenquency)症状评分系统(PUF), PUF 10~14 者 PST 阳性率 74%, PUF≥20 者 PST 阳性率达 91%。因此,PUF 也可作为间质性膀胱炎筛选的有效工具。

如何诊断腺性膀胱炎

腺性膀胱炎的诊断主要根据临床表现、影像学检查及膀胱镜检查并活检。确诊主要靠膀胱镜检查加活检。临床表现为尿频、尿急、尿痛等排尿刺激症状、少数患者有血尿。

B 超是本病首选的检查方法,可提示膀胱占位性病变。由于腺性膀胱炎与膀胱肿瘤在 B 超图像上均表现为膀胱隆起性病变或增厚,所以两者不易鉴别。腺性膀胱炎的 B 超改变为:①好发于膀胱三角区及颈部,其次是输尿管口及膀胱侧壁。②结节性隆起和局部增厚仅限于膀胱壁黏膜层和黏膜下层,两层层次模糊毛糙,不侵及肌层,与肌层间有较明显的线状分界。③病灶基底宽,表面较光滑,膀胱壁完整。④病变部位膀胱壁无僵硬感,周围膀胱壁常呈弥漫性肥厚,结构层次尚可辨认。⑤较大病灶内有时出现大小不等的低回声或无回声区,甚至出现囊泡状表现,病变后方无回声增强效应,无明显衰减。⑥病变处增生血管多与膀胱壁平行,分布稀少,彩色多普勒有时可见点状血流,多为静脉频谱,偶可测及动脉频谱。⑦腺性膀胱炎的膀胱外膜层光滑且无盆腔淋巴结肿大。

CT 对腺性膀胱炎有较高的诊断价值。CT 检查表现特征为病灶常呈隆起性病变,或膀胱壁增厚且膀胱黏膜表面毛糙高低不平,膀胱容量减少等。病变范围可比较局限,也可以累及整个膀胱壁;病灶表面较光滑且延续;部分病例可有囊肿及蛋壳样钙化形成,病灶增强效果不明显且与周围正常膀胱壁相似;膀胱外膜层光滑且盆腔淋巴结无肿大表现。

对于膀胱病变的确诊必须靠膀胱镜检查和活检。膀胱镜检查时可见病变大多数位于三角区、颈部及前壁,少数可发生在侧壁,或呈散在生长。膀胱镜下的表现可分下列 4 种类型。①乳头样型:膀胱黏膜带蒂的乳头或菜花样,蒂较宽,周围黏膜正常。②葡萄滤泡样型:最多见,膀胱黏膜呈葡萄滤泡样,透明。③慢性炎症型:膀胱黏膜增厚、粗糙、充血,血管纹理增多。④广基凸起型:黏膜呈广基凸起增厚。然而膀胱镜活检仅限于黏膜层病灶且部分组织取样,有一部分膀胱移行细胞癌与腺性膀胱炎并

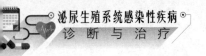
存,膀胱镜活检时标本较小,有可能没有取到肿瘤或典型的病变,术前极易漏诊。

综上所述,腺性膀胱炎临床表现缺乏特征,但当出现尿频、尿急,排尿困难,耻骨上疼痛或血尿时,应考虑本病;影像学检查中 B 超、CT 可发现膀胱占位,CT 检查敏感性高,当发现膀胱内占位伴膀胱壁广泛增厚时,要高度怀疑本病。膀胱镜下活检是确诊腺性膀胱炎的依据。

如何诊断出血性膀胱炎

出血性膀胱炎是指某些药物或化学制剂在尿中产生对膀胱的急性或慢性的损伤,导致膀胱广泛的炎症性出血的疾病。

患者要有烷化剂、白消安、苯胺、甲苯胺衍生物、杀虫剂等药物或化学制剂接触的病史,其临床表现主要是血尿,血尿可轻可重,重者可出现贫血。

如何诊断嗜酸细胞性膀胱炎

嗜酸细胞性膀胱炎是膀胱局部嗜酸性粒细胞发生的变态反应,是一种罕见的膀胱炎。诊断主要依赖于以下几方面。

1. 临床症状　有血尿或脓尿,尿频、尿急、尿痛,尿痛不因排尿而减轻,排尿困难,甚至出现尿潴留。症状多反复发作而趋于慢性,患者常有过敏史或哮喘史。

2. **实验室检查**　血常规检查可有嗜酸性粒细胞增多,尿常规检查可见蛋白尿、血尿或脓尿,中段尿培养阴性。

3. **X 线检查**　IVP 可显示输尿管扩张或反流。

4. **膀胱镜检查**　可见膀胱内有广基新生物,多位于膀胱后壁和输尿管口周围,活组织病理检查可见膀胱黏膜内有大量嗜酸性粒细胞浸润。

如何诊断急性细菌性前列腺炎

男性患者出现以下情况时应考虑急性前列腺炎的可能(图 6)。

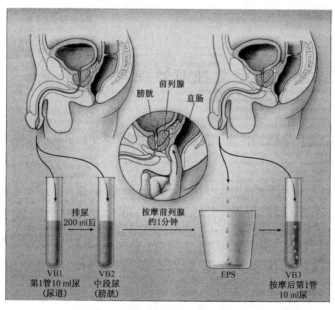

图 6　收集前列腺液的四杯法

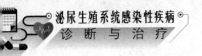

① 突然发作的发热、寒战、会阴部及后背部的疼痛,有的患者出现类似肾绞痛的症状,还可伴有尿频、尿急、排尿疼痛、夜尿增多,出现排尿困难,甚至急性尿潴留,还有发热引起的全身症状如关节肌肉疼痛等。

② 直肠指检可发现前列腺明显肿大,且有压痛,局部温度也升高。怀疑急性前列腺炎的患者禁忌做前列腺按摩,以避免炎症扩散导致菌血症。

③ 实验室检查中血常规化验显示白细胞总数及中性粒细胞比例明显升高,尿常规化验也显示尿中白细胞增多。血 PSA 及 C 反应蛋白均可明显升高,直至炎症消退后才逐渐降至正常。

④ B 超或 CT 检查显示前列腺体积增大,密度不均匀,有时可见小脓肿。

如何诊断慢性细菌性前列腺炎

临床上诊断慢性前列腺炎主要依据病史、症状、体检和实验室检查。

慢性前列腺炎临床表现各不相同,仅依据病史和体检往往难以作出正确诊断,但对以往有尿道炎、尿道梗阻、尿路感染病史,主诉有以下症状之一或几种者,就应考虑慢性前列腺炎的可能性。这些症状主要有:①尿路刺激症候群;②前列腺溢液(即尿后滴白);③疼痛;④性功能障碍;⑤神经官能症。

体格检查主要是前列腺的肛门指检。慢性前列腺炎时前列腺表面可不平,软硬不均匀或有压痛,长期炎症时腺体明显纤维化,前列腺可缩小。病程不长的轻型前列腺炎,前列腺触诊可正常。慢性前列腺炎的 B 超图像特征性改变不明显,只能作为参考。主要表现为前列腺包膜增厚、不整齐,内部回声不均匀,常常合并有前列腺结石。

前列腺液的检查是诊断慢性前列腺炎的主要手段。对怀疑有慢性前列腺炎者,应及时行前列腺按摩,留取前列腺液作常规化验和细菌培养。如果前列腺液中白细胞>10 个/高倍镜视野,卵磷脂小体减少,就可诊断为慢性前列腺炎。但应注意排除尿道炎和膀胱炎等疾病,同时也应注意到健康男性性交和射精后几小时内前列腺液的白细胞也明显升高。前列腺液细菌培养可用来鉴别细菌性或非细菌性前列腺炎,为避免误诊,可采用 Meares 分段细菌培养法。如 VB_1 和 VB_2 培养阴性而 EPS 和(或)VB_3 培养阳性,或者 VB_1 和 VB_2 菌落计数<3 000 个/ml,而 EPS 和(或)VB_3 计数>5 000 个/ml,即可确诊为细菌性前列腺炎,否则应考虑非细菌性前列腺炎。对有类似前列腺炎症状但前列腺液常规和培养均无异常者,应考虑前列腺痛。应该指出的是,现在有些医疗单位在不作前列腺液检查的情况下就给患者戴上前列腺炎的帽子,这种做法是极其错误的。

如何诊断非细菌性前列腺炎

非细菌性前列腺炎的自觉症状与慢性细菌性前列腺炎相

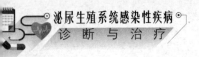

同,前列腺液中白细胞也增加,但一般细菌培养检查阴性。所以如果具有慢性前列腺炎症候群,前列腺液一般细菌培养阴性的患者即可诊断非细菌性前列腺炎。但是由于细菌培养结果经常存在假阴性,因此即使前列腺液中没有细菌,也不能完全排除细菌感染的可能。此外,非细菌性前列腺炎也包括了因衣原体、支原体等感染引起的前列腺炎。

什么是前列腺痛

前列腺痛其实并不是真正意义上的前列腺炎,它是一组可能与前列腺有关的症状群。它的临床表现与前列腺炎非常相似,有时很难与其相鉴别,因此也归入慢性前列腺炎综合征。前列腺痛主要发生于 20～40 岁的男性。主要症状是与排尿无关的会阴、阴茎、耻骨上、阴囊或尿道等部位不明原因的疼痛,有些患者有间歇性尿急、尿频、夜尿增多以及排尿困难。但和其他前列腺炎不同的是前列腺痛患者没有尿路感染的病史,前列腺触诊也无异常发现,前列腺液常规检查也正常,无大量炎症细胞,前列腺液细菌培养阴性。

前列腺痛的病因很多。以往多认为是由于逼尿肌-括约肌功能失调或盆底肌肉紧张性疼痛,并认为是缘于局部炎症疼痛及会阴部肌肉疲劳而致的盆底肌肉习惯性收缩及痉挛。但近年来,通过对该类疾病进行尿动力学检查发现最大尿流率和平均尿流率均降低,最大尿道闭合压增高,膜部尿道狭窄。因此认为,尿道外括约肌的自主性收缩是前列腺痛发生梗阻的原因,这种自主收缩源于盆腔交感神经功能失调,可导致尿道外括约肌痉挛、尿道狭窄。上述原因所致的尿流受阻均可使尿液反流入前列腺内,形成炎症、结石等病变,进而产生一系列症状。

如何诊断前列腺脓肿

对于有突发高热、会阴部胀痛,同时伴有尿频、尿急、排尿困难等急性前列腺炎症状的患者,如果经过抗生素治疗后症状不能缓解,应考虑存在前列腺脓肿的可能。肛指检查可以发现前列腺肿大、有明显的压痛。此时,化验血常规可以发现白细胞计数及中性白细胞的比例明显升高;B超和CT检查有助于诊断的确立。由于此时作前列腺按摩会导致炎症的扩散,故将其列为禁忌。只有在明确炎症已经得到控制时,才能作前列腺液的检查,以进一步明确诊断。

如何诊断尿道的非特异性感染

尿道的非特异性感染是指普通病原菌感染引起的尿道炎症,常见的细菌有大肠杆菌、变形杆菌、铜绿假单胞菌、葡萄球菌等,而特异性感染则是指由淋病双球菌、结核杆菌、滴虫、真菌、衣原体、支原体等引起的尿道炎。

尿道的非特异性感染多系逆行感染,即病原菌直接侵入尿道所致,女性常与性生活有关。亦可有其他诱因,常见的有:①尿道先天性异常致尿道梗阻合并感染,如后尿道瓣膜、尿道憩室、包茎等;②邻近器官感染蔓延到尿道,如前列腺炎、精囊炎、宫颈炎、阴道炎等;③机械性或化学性因素致尿道继发感染,如尿道结石、损伤、肿瘤、异物、经尿道的器械操作、留置导尿或应用化学药物等所致。

急性感染时,尿道黏膜充血水肿,或有糜烂、溃疡形成,表面有浆液性或脓性分泌物,尿道外口红肿、边缘外翻,严重者感染向尿道近端或黏膜下发展,主要在后尿道、膀胱颈,有时累及整个尿道、膀胱、前列腺等,并可引起急性膀胱炎、急性前列腺炎、急性附睾炎、尿道周围炎、尿道周围脓肿及慢性尿道炎等。病程较长的患者中,可因为尿道黏膜受损严重、黏膜下组织受累较深,且由于结缔组织增生而导致尿道狭窄。

尿道炎的症状主要为尿频、尿急、尿道烧灼样疼痛,排尿时加重。病情严重者可发生尿道痉挛,同时有耻骨上或会阴部钝痛。急性期在男性患者中有较多尿道分泌物,开始为黏液性,逐渐转变为脓性,在女性患者中尿道分泌物少见。慢性期分泌物逐渐减少,或仅在清晨第一次排尿时,可见尿道口附近少量浆液性分泌物。尿常规检查见有大量白细胞,将尿道分泌物涂片作染色检查或细菌培养可发现大肠埃希菌、葡萄球菌等非特异性致病菌,同时可与淋菌性、滴虫性等特异性尿道炎相鉴别。尿三杯试验对尿道炎的诊断有一定的帮助。慢性尿道感染有时需行尿道膀胱镜检查,以明确发病原因。

如何诊断尿道炎

尿道炎是指尿道黏膜的炎症,临床上可分为急性和慢性两类,多为致病菌逆行侵入尿道引起,多见于女性。引起尿道炎的诱因有尿道损伤、尿道内异物、尿道口或尿道内梗阻及邻近器官炎症等。近来男性尿道炎发病率也见增高,多与不洁性生活有关。常见的致病菌有大肠埃希菌、葡萄球菌、链球菌、淋病奈瑟菌、衣原体、滴虫等。

急性期男性患者尿道口红肿,少数可发生尿道口糜烂,有黏液性或黄色脓性分泌物溢出。女性患者尿道分泌物少见。排尿时均有尿道痛或烧灼感,当炎症蔓延至后尿道时,可出现尿频、尿急、耻骨上及会阴部钝痛。慢性尿道炎尿道分泌物逐渐减少,为浆液性或稀薄黏液分泌物,有时仅表现为晨起分泌物黏住尿道口或内裤污秽,尿线可分叉。排尿刺激症状较轻或无症状,尤其是女性患者,因此常被忽略。

尿道炎的诊断除根据病史及体征外,需行尿道分泌物涂片检查或细菌、支原体培养,以明确致病菌。如无尿道分泌物,男性患者应行尿三杯试验,有助于判断感染的部位。如仅第一杯混浊,镜检大量白细胞,提示前尿道炎;第一、三杯尿混浊,第二杯尿清晰则提示后尿道炎;仅第三杯尿有大量白细胞常为前列腺炎;如三杯尿白细胞相仿则为膀胱以上部位的炎症。如怀疑淋病,女性患者应行阴道分泌物涂片检查,已婚者应同时检查配偶。尿道炎的急

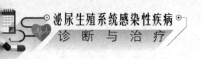

性期忌行尿道镜检查,慢性尿道炎需行尿道膀胱镜检查,以明确发病的原因。尿道扩张和尿道造影可判断有无尿道狭窄。

如何诊断真菌性尿道炎

真菌性尿道炎是由真菌感染引起的尿道炎性病变。正常人体内存在有真菌,一般在口腔、阴道和肛门直肠等部位。大面积烧伤、急性肾衰竭、重症糖尿病时,机体抵抗力下降,或长期应用广谱抗生素、皮质激素等药物、免疫抑制剂时,引起体内菌群失调,体内的真菌乘机生长繁殖,或长期应用导尿管、造瘘管等可直接产生真菌性尿道炎,亦可经尿道再上行感染或经血液循环至输尿管、肾脏,导致肾脏及输尿管的真菌性感染,甚至出现真菌性败血症。真菌性尿道炎的症状主要有尿道瘙痒不适,排尿时有烧灼感,尿中可见白色团块样物质。如有合并真菌性肾盂肾炎,可有寒战、高热、腰痛,伴恶心、呕吐、纳差等全身症状。体检可于尿道口见有少量分泌物溢出,呈水样或黏液样,少数呈红色或褐色。可取尿沉渣、尿道分泌物、尿道拭子做涂片找到真菌孢子、假菌丝,或行尿液培养,如发现真菌即可明确诊断。

如何诊断滴虫性尿道炎

由阴道毛滴虫所致的尿道炎,称为滴虫性尿道炎,是性传播疾病之一。男女性均可发生,但以女性多见。常与淋病等其他性传播疾病同时感染。一般系女性通过游泳、洗浴、性交或医疗器械等途径感染阴道毛滴虫。阴道毛滴虫可存在于女性的阴道、宫颈、尿道、膀胱、尿道旁腺及男性的前尿道、包皮下囊、阴茎头、前列腺、附睾和精液中。在妊娠、月经前或机体抵抗力下降时可引起阴道内感染,再蔓延至尿道引起尿道感染。滴虫性阴道炎可通过性传播使男性感染。感染后的潜伏期4~28天。滴虫性尿道炎患者常见的症状酷似非淋球菌性尿道炎的症状,即少量到中量的尿道分泌物,或仅在清晨起床时有少许分泌物附着于尿道口,呈无色稀薄透明状或乳状,可伴有尿道发痒不适。还有少数男性患者会出现包皮龟头炎的表现,个别伴有继发性溃疡。凡有滴虫性阴道炎及尿道炎症状的女性患者,以及男性尿道炎患者其妻子有阴道滴虫者,都应考虑患滴虫性尿道炎的可能。滴虫性尿道炎的诊断,主要靠在尿道或阴道分泌物、尿液及包皮垢中通过显微镜检查或培养找到阴道毛滴虫。膀胱尿道镜可观察到后尿道、膀胱颈部及三角区有充血、红色小乳头状息肉隆起,并黏附有一层菲薄的絮状物。

如何诊断尿道口炎

尿道口炎是发生于尿道口部位的炎症,常于包茎、包皮过长、尿道肉阜、尿道黏膜脱垂的基础上发生。另外,当邻近组织或器官发生炎症如阴道炎、子宫颈炎等亦可引起尿道口炎。该

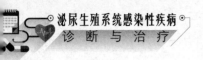

病多为非特异性感染,亦可由淋病双球菌、滴虫等引起。症状主要为尿道口烧灼样疼痛,以排尿及受到摩擦时明显。在炎症急性期或慢性期有肉芽组织形成时,尿道口可见少量出血。慢性尿道口炎导致纤维组织增生后,可引起尿道口狭窄。进而出现排尿困难、尿线变细、尿线分叉等症状。体检可发现尿道口及周围红肿、黏膜糜烂、压痛,尿道口有脓性分泌物附着,在慢性期可见有肉芽组织增生等。取尿道口分泌物检查或阴道分泌物镜检、滴虫检查或尿液细菌培养可发现致病菌。

如何诊断精囊炎

精囊通过其排泄管与输精管会合、形成射精管并开口于后尿道。由于解剖结构的密切关系,精囊炎与前列腺炎常同时发生,但发病率较前列腺炎低。多由尿道或前列腺感染直接蔓延而引起,其次是淋巴感染或血行感染。病原菌以大肠埃希菌、葡萄球菌、链球菌最多见。根据临床表现可分为急性精囊炎和慢性精囊炎。慢性精囊炎多为急性精囊炎病变较重或未彻底治疗所致,还有部分患者系因频繁性兴奋或手淫过频,引起精囊及前列腺充血、继发感染所致。精囊炎患者一般有前列腺炎或尿道炎病史,性交时有血精、精液呈暗红色或夹有血块;下腹部钝痛或绞痛,可放射到腰部、腹股沟或会阴部,射精时疼痛加重。还可出现尿道灼热感、尿频、尿急、尿痛及终末血尿等症状,可伴有会阴部及直肠内疼痛,大便时疼痛加重。病情严重者可影响性功能,出现性欲减退、早泄等性功能障碍的症状。急性期还可出现全身症状,如寒战、高热、恶心、呕吐等。血常规检查可见白细胞总数及中性核粒细胞增多,精液常规检查可见多量红细胞及脓细胞,精子大多死亡或无精子。精囊造影检查可用于慢性精囊炎的诊断,可见精囊形态不完整,边缘不平滑,但临床上精囊造影已极少应用,而代之以B超或者MRI检查。B超和MRI可发现精囊扩大、变形,回声杂乱,不均匀等。

如何诊断尿道旁腺炎

尿道旁腺是女性尿道下端群集于尿道两侧黏膜下层的小腺体,在近尿道外口两侧之后外侧有通向尿道很小的管口。尿道旁腺炎常继发于尿道的非特异性细菌或淋球菌感染,可成为慢性尿路感染时隐藏细菌的病灶。尿道旁腺的感染亦可形成尿道旁腺囊肿或脓肿。其临床表现为尿道外口肿痛不适,有尿频、尿急、尿痛及排尿后尿道灼热感和疼痛不适。体检可于尿道口一侧或两侧扪及波动、压痛,亦可自腺管口挤出脓液或石灰状凝块。慢性尿道旁腺炎还可致尿道远端狭窄而出现排尿困难,其尿线细而有力。将腺管口分泌物涂片及细菌培养可发现致病菌。

如何诊断尿道球腺炎

尿道球腺是位于尿生殖膈内尿道膜部上下筋膜之间括约肌

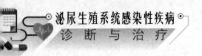

肌束中的小腺体。尿道球腺可产生非特异性感染或其他如结核、囊肿、肿瘤等病变。尿道球腺炎多为尿道炎的并发症,可发生于淋病晚期,尿道内器械操作为其诱因,亦可继发于尿道狭窄。当尿道有炎症时,细菌可经尿道球腺管进入腺体而引起感染。常见的病原菌为淋球菌、大肠埃希菌、葡萄球菌等。急性期尿道球腺有水肿、充血,并可形成脓肿,有的可逐渐转为慢性。一般症状发展缓慢,主要表现为会阴部疼痛不适,向肛门、阴囊、大腿等处放射。排尿及排便可使疼痛加重,多因括约肌收缩而使症状加剧。尿道球腺腺管阻塞后腺体内可形成脓肿,此时可出现会阴部皮肤红肿、隆起,扪之有压痛,并可有波动感,向直肠、会阴破溃后可形成窦道、尿瘘,并常伴有畏寒、发热、排尿困难等症状。体检可发现会阴部皮肤红肿、有压痛,直肠指检可摸到肿大的尿道球腺,呈硬结样,有明显压痛。按摩后留取分泌物或取按摩后的初始尿液标本,可见有白细胞,细菌培养可发现致病菌。尿道镜检查可见尿道腺管水肿、充血,管口有脓性分泌物排出。

如何诊断急性化脓性睾丸炎

急性化脓性睾丸炎又称非特异性睾丸炎,是由化脓性致病菌,如葡萄球菌、链球菌、大肠埃希菌等引起。其感染途径有血行感染(如化脓性细菌败血症)、淋巴感染和上行感染(如由输精管或附睾传入),其中以附睾直接蔓延至睾丸者为常见,如导尿、经尿道器械的应用、前列腺摘除术、留置导尿等操作均可引起睾丸炎。其发病多为一侧性,临床表现为突发的患侧阴囊红、肿、热、痛,疼痛向腹股沟区放射,有明显的下坠感,并伴有畏寒、高热、恶心、呕吐等全身症状。体检可发现患侧阴囊皮肤发红,肿胀有热感,明显压痛,睾丸及附睾肿大、压痛,并可触及肿大的腹股沟淋巴结。实验室检查中血常规提示白细胞及中性粒细胞比例明显升高,血培养可发现致病菌。B超可提示患侧睾丸增大,血供丰富,内部回声呈中等细小密集的点状回声,分布均匀,并伴有炎性的鞘膜积液等。

如何诊断腮腺炎性睾丸炎

腮腺炎性睾丸炎由腮腺炎病毒经血行侵入睾丸引起,是男性流行性腮腺炎患者最常见的并发症。一般在腮腺炎发生后3~4天出现,病程一般为7~10天,病愈之后可发生睾丸萎缩等后遗症,并有可能导致不育。该病60%~70%发生于单侧,亦可发生于双侧。患者多有急性流行性腮腺炎病史,腮腺部位肿胀,腮腺管口处红肿,按压时有分泌物出现。患者可出现阴囊内疼痛,重者如刀割,轻者仅有不适,可伴有畏寒、发热、恶心、呕吐等全身症状,但无排尿不适症状。体检可发现患侧阴囊红肿,睾丸肿大,但质地柔韧,触痛明显,精索及附睾均有疼痛,有时合并有睾丸鞘膜积液。尿液常规检查大多正常,有时有蛋白或镜下血尿,急性期可在尿液内发现致病病毒。

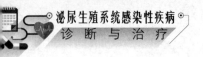
如何诊断急性附睾炎

　　急性附睾炎是阴囊内最常见的感染性疾病。致病菌多经尿道侵入,以大肠杆菌和葡萄球菌多见。早期是一种蜂窝织炎,感染一般在输精管开始再延伸至附睾尾部,再由尾部向头部扩散。感染在后期可完全消失而无损害,但附睾管周围的纤维化可使管腔阻塞,如为双侧附睾炎,可导致男性不育症。该病发病急,常有留置导尿、尿道内器械操作(如尿道扩张、膀胱镜检查等)或前列腺手术史等。不少患者在睡眠时突然发生睾丸、附睾肿大及疼痛,发病数小时后形成急性炎症,附睾尾部局部有肿胀疼痛,疼痛可放射至腹股沟区及下腹部,行动或站立时疼痛加重,严重时可伴有寒战、高热、乏力等全身症状。体检可发现腹股沟处(精索)或下腹部有压痛,患侧阴囊红肿增大,附睾肿大或硬结,压痛明显。严重时可形成脓肿,皮肤呈干性、变薄,脓肿亦可自行破溃。发病早期肿大的附睾尾部尚可与睾丸分开,但之后睾丸与附睾即形成一硬块,精索因水肿而增厚,数日内出现继发性睾丸鞘膜积液。血常规检查可发现血白细胞明显升高,尿常规中白细胞增多,B超提示附睾增大,血供丰富。尿革兰染色或细菌培养可发现致病菌。

如何诊断慢性附睾炎

　　慢性附睾炎临床上较多见,一般是急性附睾炎治疗不彻底遗留的改变,或为慢性前列腺炎及精囊炎的并发症。由于纤维组织增生使整个附睾硬化,附睾内可有广泛的疤痕形成和附睾管闭塞,并伴有淋巴细胞和浆细胞浸润。患者常感患侧阴囊隐痛、坠胀感,疼痛常放射至下腹部及同侧腹股沟区。体检可触及附睾尾部增大、较硬,伴有结节形成,轻度触痛,输精管可增粗。鉴于慢性附睾炎与慢性前列腺炎之间的密切关系,故在诊断的同时应检查有无慢性前列腺炎。并发慢性前列腺炎时,尿常规可见红细胞、白细胞。为了明确炎症是否波及前列腺,应作前列腺液常规检查。合并前列腺炎时,前列腺液中白细胞5~10个/每高倍镜视野,甚至更多,而卵磷脂小体减少。

如何诊断阴茎头包皮炎

阴茎头发炎时几乎均伴有不同程度的包皮炎,因此临床上所见的均为阴茎头包皮炎。本病常发生于包茎或包皮过长,多见于学龄前儿童。包皮过长或包茎可使尿液、精液或包皮分泌的类脂物质积聚在包皮囊内,并形成包皮垢,并刺激包皮和阴茎头。一旦非特异性致病菌或淋球菌侵入,即可致病。药物过敏所引起的阴茎头包皮炎是一种延迟型变态反应,临床上也颇为常见,一般在服药后24~72小时内发病。初发时阴茎头和包皮表面充血水肿,继而发生糜烂或溃疡,溃疡可相互融合。如果原为包皮过长,在出现炎症后包皮肿胀,包皮口缩小,包皮不能上翻,局部引流受阻,感染加重。若包皮不遮盖全部阴茎头,包皮

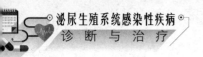

的炎症、水肿可使包皮口紧缩,引起阴茎头和包皮水肿进一步加剧,甚至缺血坏死。其症状表现为阴茎头及包皮处发痒、灼痛,排尿时加重,可有脓性分泌物自包皮口流出。体检可发现包皮肿胀,包皮口缩小,包皮上翻困难。如能将包皮上翻,可见到包皮内板和阴茎头潮湿红肿。严重者可有浅小溃疡或糜烂,可有特殊臭味的分泌物。可有肿大疼痛的腹股沟淋巴结。分泌物涂片或细菌培养可发现各种致病菌。

对于包茎合并感染且经久不愈者,必须警惕患阴茎癌的可能性,应仔细检查包皮下是否有肿块。对包皮口狭小不能翻起包皮者,必要时要切开包皮口,暴露阴茎头,取活组织检查。切记不能遗漏阴茎癌的诊断。

怎样诊断泌尿系统结核

泌尿系统结核主要表现为进行性加重的尿频、尿急、尿痛,偶伴血尿的慢性膀胱炎症状。大多数患者在明确诊断为泌尿系统结核前都曾被按"泌尿系感染"治疗达数月乃至数年之久,各种抗生素治疗都不能奏效。肾结核典型症状往往首先不在肾脏而在膀胱,故将膀胱称为肾脏的"代言人"。出现症状时,身体其他部位的结核多已愈合,腰部症状也不明显,肺内查不出原发病灶,但这并不能否定肾结核的诊断。临床上不应轻易满足慢性膀胱炎的诊断,特别是对于经久不愈的尿路感染,必须进一步查寻引起慢性膀胱炎的原因,很可能就是结核。在中国,引起慢性膀胱炎最常见的疾病即为肾结核,故对有慢性膀胱炎症状而尿中又有红、白细胞和蛋白者首先应排除肾结核的可能。男性几乎不存在原发性膀胱炎,青年男性患者表现有慢性膀胱炎时,更要考虑肾结核的问题。少数病例因较早发生输尿管结核性梗阻,膀胱炎症状可很快消失,尿液的实验室检查可无阳性发现,诊断比较困难。诊断需仔细询问既往病史,借助现代影像学检查及分子生物学技术,以便早期诊断和治疗得以成功。如果查体发现附睾、精囊、精索或前列腺有硬结存在则亦应考虑有肾结核可能。

怎样诊断肾结核

肾结核是全身结核的一部分。在诊断时除了要了解其本身的临床表现并进行泌尿生殖系统的全面检查外,还需了解患者的全身情况,以寻找诊断的客观依据。

1. *病史和临床表现* 肾结核的典型症状首先不在肾脏而在膀胱。结核病中的中毒症状如发热、盗汗或肾区疼痛在肾结核中常不明显。如遇到以下情况,应想到有肾结核的可能:①有慢性膀胱炎的症状,即逐渐加重的尿频、尿急、尿痛或伴有血尿的表现,经常规抗菌药物治疗无效者。②尿液呈酸性,有脓细胞,而普通培养无细菌生长者。③有肺结核或其他肾外结核病灶,尿液出现少量蛋白,尿常规检查液可见红细胞者。④附睾、精囊、精索或前列腺发现硬结,阴囊有慢性流脓窦道者。

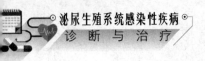

2. **尿液检查** 尿液检查对肾结核的诊断有决定性意义。早期肾结核患者的尿液肉眼观察无明显异常。典型肾结核患者中尿液混浊如淘米水样,尿中可混有血液,呈酸性反应,蛋白阳性,镜下可见大量白细胞和红细胞。尿结核杆菌检查在临床上有重要意义。尿沉渣涂片抗酸染色,50%~70%的患者可查出结核杆菌。以清晨第一次尿的阳性率最高,与留 24 小时尿检查结核杆菌结果相似。但因肾结核的结核杆菌常呈间断、少量排出,故应连续检查 3 次,最好 5 次。如能作结核杆菌培养,阳性率可达90%。因尿液中除了结核杆菌之外,还有包皮垢杆菌、草分枝杆菌等抗酸染色也呈阳性,因此收集尿标本时应将外阴和尿道口洗净以避免污染。20 世纪 80 年代以来,应用分子生物学技术诊断结核病已取得突破性进展,采用已知的结核杆菌特异性 DNA片段作为探针与标本内的结核杆菌 DNA 杂交已成为诊断结核病的有效工具。这种方法比尿结核杆菌培养的阳性率更高。近年来采用多聚酶联反应(PCR)进行结核病的诊断取得显效,它能在试管内将特异性 DNA 扩增,大大地提高了试验的敏感性。

3. **影像学检查** 包括 X 线、CT、磁共振成像(MRI)和 B 超检查等。

① X 线检查。包括泌尿系平片、排泄性尿路造影或逆行尿路造影、肾穿刺造影、膀胱造影等。通过这些检查可以确定病变的部位、范围、程度及对侧肾脏情况。泌尿系平片对肾结核的诊断价值不大,在平片上可见钙化阴影者仅占 8.4%。有时可见到肾蒂结核、淋巴结钙化或腹腔内淋巴结钙化。有的患者整个肾脏均钙化,称为"自截肾"。排泄性尿路造影和逆行尿路造影对

肾结核的诊断有重要意义,可见肾盏阴影边缘不光滑等早期肾乳头坏死的表现,如虫蚀状;肾盏失去杯形,严重时形成空洞。如肾盏颈部结核病变纤维化狭窄或完全堵塞时,可见空洞充盈不全或肾盏完全不显影,局限的结核性脓肿亦可使肾盏、肾盂变形或出现压迹。如全肾广泛破坏时,排泄性尿路造影表现为"无功能",不能显示典型的结核破坏病变。逆行尿路造影有时能显示多数空洞性破坏阴影。输尿管结核溃疡和狭窄,在造影片上表现为输尿管僵直、虫蚀样边缘、管腔狭窄,有时还可见输尿管钙化影。肾穿刺造影多用于晚期肾结核的诊断。当患者肾功能不全,不能做排泄性尿路造影,同时由于膀胱病变严重或输尿管口狭窄而又无法做逆行造影时,肾穿刺造影不失为是一种有效的诊断方法。通过这种顺行造影的方法,可以了解肾、输尿管积水的情况以及病变的程度。膀胱造影可用于晚期肾结核合并膀胱挛缩的患者。由于膀胱挛缩,膀胱内尿液可反流到输尿管并引起肾、输尿管积水,通过这种造影可以显示膀胱缩小的程度及肾输尿管积水情况。

②CT检查。CT不能诊断早期肾结核,但对晚期病变的观察则优于排泄性尿路造影。晚期结核肾脏功能严重破坏,排泄性尿路造影不能提供任何结核病变的影像证据,而CT则能清楚显示扩大的肾盏、肾盂空洞和钙化。同时,可见肾盂和输尿管管壁纤维化增厚,现有的其他检查方法都很难反映出这种病理改变。CT还可观察到肾实质的厚度,显示结核破坏的程度,另外亦可了解肾周围的病变情况,有利于制订正确的治疗方案。

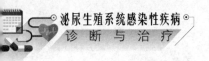
③ 磁共振成像(MRI)检查。因肾结核发展程度以及病理变化的不同,MRI 呈现多样变化。临床上采用的 MR 尿路成像(MRU)与排泄性尿路造影或逆行尿路造影相类似,但它不能反映肾功能的情况。肾结核的 MRI 特点是:肾盏、肾盂变形,肾盏排列紊乱,肾实质内可有高信号脓腔,输尿管一般不扩张。由于 MRU 不需使用含碘的造影剂和插管技术就可显示尿路情况,患者安全、无创伤、无并发症,尤其在肾功能严重破坏并有尿路梗阻时更为适合。

④ B超检查。B超是一种简便、无创的检查方法,对肾结核的诊断很有帮助。轻型肾结核,肾脏无明显破坏,超声很难作出诊断。但对中型和重型病例,尤其是尿路造影失败的无功能肾,其指导意义更强。根据肾结核病理类型不同,其声像图表现差异很大。有的肾窦回声分离,像积水的无回声区,但肾盂壁欠光滑,内部可见不均匀的低回声。有的出现声影;有的肾外形扩大,出现实质肿块回声,但形态不呈球形;有的肾外形缩小,内部结构不清,回声增强不均。总之,肾脏声像图不够典型时,应考虑肾结核的可能。

4. **膀胱镜检查** 当肾结核病变蔓延至膀胱时,可在膀胱镜下发现典型的膀胱结核病变,即黏膜面上形成多发的结核结节,或出现暗红色的大小不等的溃疡面。这些病变开始多在患侧输尿管口附近,有时输尿管口因输尿管结核病变出现僵硬,正常活动消失,呈现高尔夫球洞样改变。通过发现膀胱结核的典型改变,对肾结核的诊断有很大帮助。必须注意的是,如果合并尿道狭窄、挛缩膀胱,那就不能作膀胱镜检查。

什么是肾自截，自截肾为什么还要手术

结核钙化是肾结核常见的病理改变，可为散在的钙化斑块，也可为弥漫的全肾钙化。少数患者全肾广泛钙化时，其内混有干酪样物质，肾功能完全丧失，输尿管常完全闭塞，含有结核杆菌的尿液不能流入膀胱，膀胱继发性结核病变逐渐好转和愈合，膀胱刺激症状也逐渐缓解甚至消失，尿液检查趋于正常，这种情况称之为"肾自截"（图7）。

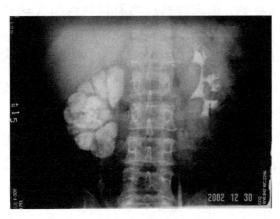

图7 右侧的自截肾

由此可见，"肾自截"是机体为防止结核杆菌在泌尿系统进一步扩散的一种自我保护反应。但由于肾脏病灶内仍存有大量活的结核杆菌，一旦时机成熟，自截肾仍可作为感染源复发，所以不能因反正肾脏已经"自截"，症状又不明显，而置之不理。因

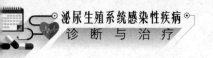
此,在全身抗结核治疗的基础上,切除"自截"肾才能彻底治愈泌尿系结核。

怎样诊断输尿管结核

输尿管结核主要通过以下几个方面进行诊断。

1. **病史**　患者多有肺结核或肾结核病史。

2. **实验室检查**　尿液中有红细胞及大量脓细胞;24 小时尿沉渣可找到抗酸杆菌;尿结核杆菌培养阳性。

3. **X 线检查**　输尿管结核多有肾结核的 X 线征象。排泄性尿路造影除了显示肾盂、肾盏破坏等肾结核的表现外,还可见输尿管管腔狭窄,僵硬变直,无自然蠕动波形。输尿管结核的 X 线征可分为早期、慢性期和晚期。早期输尿管均匀扩张至输尿管膀胱壁段,有时可表现为输尿管边缘不规则,整段输尿管呈节段性扩张或狭窄。慢性期输尿管因为纤维化病变导致真正的狭窄,狭窄可以发生在输尿管任何部位,以下 1/3 输尿管最常见,可见狭窄段边缘光滑,其上段输尿管扩张。有时出现多发性狭窄。到晚期,输尿管管壁增厚,管腔狭窄,长度缩短,形成烟斗柄样。

4. **B 超、CT 检查**　均能发现有肾结核的征象

5. **膀胱镜检查**　有时可见膀胱壁结核结节及溃疡,输尿管口充血、水肿。严重时输尿管口可呈高尔夫球洞样改变。

如何诊断膀胱结核

膀胱结核主要通过以下几个方面进行诊断。

1. **临床表现** 首先,患者要有泌尿系结核的临床表现。然后,根据膀胱的局部表现即可考虑有膀胱结核的可能性。如出现下列情况,就更应该怀疑有膀胱结核了。①慢性膀胱炎经抗生素治疗无明显效果。②尿液呈酸性,有脓细胞,而普通培养无细菌生长。③有肺结核或其他泌尿系以外结核病灶,尿液出现少量蛋白,尿液镜检有红细胞。④附睾、精囊、精索或前列腺发现硬结,阴囊有慢性窦道。

2. **尿液检查** 典型的膀胱结核时,尿液混浊如淘米水样。尿中可混有血液,呈酸性反应,蛋白阳性。显微镜下可见有多量红、白细胞与脓细胞。24小时尿沉渣涂片抗酸染色在50%～70%的病例可查到抗酸杆菌。以清晨第一次尿的检查阳性率最高,应连续检查3次。尿结核杆菌培养加豚鼠接种是检查结核杆菌最重要的检查,阳性率可达90%。

3. **X线检查** 泌尿系X线检查为重要的诊断方法。腹部平片可显示肾脏的点状钙化。排泄性尿路造影可发现显影延迟、肾盏虫蚀样改变、肾脏脓腔形成、肾输尿管积水、输尿管强直和狭窄、膀胱容量减少等。膀胱结核破坏严重者膀胱造影可见膀胱挛缩,容量变小,并可见膀胱内尿液反流到输尿管并引起肾、输尿管积水。

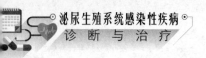

4. 膀胱镜检查　膀胱镜检查是确诊膀胱结核最主要的方法。通过膀胱镜可见黏膜表面有结核结节，或可以发现暗红色的大小不等的溃疡面。取活组织检查可确诊。晚期膀胱结核做膀胱镜检查会有一定困难，除了由于溃疡及炎性黏膜面出血造成视野不清晰外，还因膀胱极度敏感经常处于痉挛状态，或因检查时患者难以耐受而不能获得准确的结果，甚至会引起膀胱穿孔等严重的并发症。膀胱结核严重时由于膀胱容量减少，也会直接影响对膀胱内腔的观察。因此，膀胱容量过小或有严重膀胱刺激症状者应禁忌作膀胱镜检查。

怎样诊断前列腺结核

前列腺结核是男性生殖系统结核病中的一种常见病变，常与体内其他脏器的结核、泌尿系统结核以及生殖系统等其他部位的结核同时存在。前列腺结核可以通过血行传播，也可通过逆行传播。

前列腺结核多见于 20～40 岁。多无明显的症状，可有血精、精液减少、射精疼痛、排尿困难及尿路刺激症状。合并附睾结核的患者可在附睾尾部触及结节；严重者还可有阴囊或会阴部结核性窦道形成。对于曾患肺结核、肾结核或其他部位结核而同时有慢性前列腺炎症状的患者应当考虑有前列腺结核的可能，并作进一步的检查。经直肠指检可发现前列腺精囊硬结；严重的前列腺结核在尿道造影时可见空洞状破坏；尿道镜检查可见前列腺尿道黏膜充血、增厚，呈纵向小梁改变。诊断前列腺结核的关键是要认识到这个病的存在，对可疑的患者应进行系统的泌尿系 B 超、X 线及细菌学检查，以尽早明确诊断并发现同时存在的泌尿系结核。

早期前列腺结核常无症状，有时出现慢性前列腺炎的症状，表现为会阴部不适和下坠感，下腰痛，肛门和睾丸疼痛，大便时痛，疼痛可向髋部放射，症状逐渐加重。尿液可混浊，尿道内有少量分泌物。膀胱颈如受累，则出现尿频、尿急和尿痛症状，尿液内有红细胞、脓细胞、蛋白质和结核杆菌。附睾常可受累，肿大发硬，表面不规则，呈结节状，轻度压痛，偶尔可有输精管串珠状结节。病变严重时，可有射精时痛、血精、精液减少和性功能障碍。前列腺及精囊肿大明显时，可压迫后尿道、膀胱以及输尿管末端，引起尿道狭窄、排尿困难或上尿路扩张积水。

怎样诊断尿道结核

尿道对结核杆菌有很强的抵抗力。尽管尿道可以受到生殖系结核与泌尿系结核的双重侵犯，但尿道结核仍很罕见。在泌尿生殖系结核中，尿道结核的发病率不足 1%。

尿道结核可因膀胱结核蔓延而引起，亦可由前列腺精囊结核形成空洞破坏前列腺尿道所致。因膀胱肿瘤而用卡介苗进行膀胱灌注治疗的患者，也会引起尿道结核。

尿道结核的诊断方法包括以下几个方面。

1. **症状**　尿道结核在未形成尿道狭窄以前一般无特殊症状。尿道狭窄时出现排尿困难,尿线变细、尿射程缩短、排尿无力甚至尿潴留。

2. **体格检查**　会阴部可扪到粗、硬呈索条状的尿道。有时可触及尿道周围包块。同时可能查到附睾结节、输精管串珠样改变等生殖系结核的表现。经尿道行活组织检查可确诊。

3. **尿道镜检查**　常因尿道狭窄受限制。

怎样诊断附睾结核

附睾结核一般发展缓慢,附睾逐渐肿大,无明显疼痛,肿大的附睾可与阴囊粘连形成脓肿。若脓肿继发感染,则可出现局部红肿热痛,脓肿破溃流出黏液及干酪样坏死物后,形成经久不愈的窦道。

个别患者起病急骤、高烧、疼痛、阴囊迅速增大,类似急性附睾炎,待炎症消退后,留下硬结、皮肤粘连、阴囊窦道。附睾结核的压痛多不明显,严重者附睾、睾丸分界不清,输精管增粗,呈串珠状,偶见少量鞘膜积液。直肠指诊时,前列腺有硬结。

怎样诊断尿源性脓毒血症

尿源性脓毒血症,疾病进展迅速,常常危及生命,所以及时作出诊断,可以挽救生命。对于感染或疑似感染的患者,当脓毒症相关序贯器官衰竭评分较基线上升≥2分可诊断为脓毒症。尿源性脓毒血症分为三个阶段:

第一阶段:全身炎症反应综合征(systematic inflammatory response symdrome, SIRS)。SIRS是各种不同损伤的临床反应,可能是由感染引起,也可由非感染因素(如烧伤、胰腺炎等)引起,满足以下2个或以上条件即可诊断为SIRS:

① 体温>38 ℃或<36 ℃;

② 心率>90次/min;

③ 呼吸频率>90次/min 或 $PaCO_2$<32 mmHg(<4.3 kPa);

④ 白细胞计数>$12×10^9$/L 或<$4×10^9$/L 或未成熟细胞>10%。

第二阶段,脓毒血症(sepsis)。

脓毒血症由SIRS发展而来,由于感染导致炎症反应进一步扩大或加重而出现威胁生命的器官功能障碍,如呼吸频率≥22次/min、意识改变、收缩压≤100 mmHg。

第三阶段,感染性休克(septic shock)。

感染性休克是指在脓毒血症的基础上合并严重的循环、细胞、代谢紊乱,其死亡率远高于脓毒血症。

其临床特征为动脉血压需血管升压药物维持下才能达到65 mmHg,血清乳酸水平>2 mmol/L 或 18 mg/dL,有效血容量减少、组织器官灌注异常。

治疗篇

尿路感染的治疗原则是什么

治疗尿路感染应首先明确病情是急性还是慢性,还要明确是上尿路感染还是下尿路感染,是由何种致病菌引起的及致病菌对药物的敏感程度如何,对肾功能造成多大的影响,有无泌尿系统梗阻及膀胱输尿管反流等诱因等。评价主要根据三个方面:临床表现、患者的危险因素及有效抗生素的实用性。

治疗时应遵循下列原则:

① 首先按常见病原菌给予广谱抗生素治疗。

② 服药前行尿培养,然后根据药敏结果及时调整用药。

③ 尽可能选择主要从尿液排泄的抗生素。

④ 疗程要足够。抗菌药物的使用要持续到症状消失、尿培养转阴后 2 周。

⑤ 避免滥用抗生素,特别是避免使用肾毒性药物。

⑥ 必须同时消除诱发因素。若存在尿路畸形或功能异常者,应予以矫正或作相应处理。

⑦ 加强机体免疫功能。

无症状细菌尿需要治疗吗

因为经过长期观察，大部分无症状细菌尿患者并未出现什么严重的后果，故一般不需要应用抗生素治疗。但对孕妇、学龄前儿童、有尿路畸形、尿路器械操作前后、糖尿病患者、免疫缺陷及肾移植后者则应根据尿液细菌培养和药敏的结果选用抗菌药物。为了减轻对胎儿的不良影响，对孕妇应选用低毒、无致畸作用的抗生素(如阿莫西林、呋喃妥因或头孢菌素类)，口服7天，以后每月进行尿细菌培养，直至分娩。对复发的无症状细菌尿患者，可用呋喃妥因长程、低剂量抑菌疗法治疗。肾移植后、尿路梗阻及有其他尿路情况复杂者，应口服抗生素7天，若治疗失败，则停止治疗，继续化验尿液，必要时可连续抗生素治疗4周。老年人和下尿路功能障碍的患者无症状细菌尿抗菌治疗不但不能降低症状性尿路感染的发生率，而且治疗后尿培养结果显示细菌的抗菌药物耐药性有所增加，甚至导致再次感染发生率升高。因此，神经源性膀胱和老年性无症状菌尿一般不需治疗，但应定期随访。

对尿路感染患者应该怎样合理应用抗生素

抗生素是治疗尿路感染的主要药物，但是"水能载舟，也能覆舟"。只有合理地应用抗生素,才能充分发挥作用抗生素在治疗尿路感染中的作用。理想的治疗尿路感染的抗生素应具有下列特点:①治疗费用合理;②上消化道吸收良好,不会改变肠道的菌群;③生物利用度高;④对尿路病原菌而言,血清和尿中的最低抑菌浓度(MIC)应超过 MIC90;⑤对肾实质感染应选用肾组织浓度高的抗生素;⑥对革兰阳性、阴性病原菌具有广谱杀菌活性;⑦静脉注射和口服的药代动力学相同,12~24 小时给药量的顺应性良好;⑧药物引起的不良反应较少;⑨产生耐药性的机会最小。但目前尚无一种抗生素能符合上述全部要求。怎样合理使用抗生素,以最低的不良反应、最小的医疗费用,取得最好的医疗效果,仍是一个有待探讨的问题。但目前以下几点是可以达成共识的。

1. 选用对致病菌敏感的药物 为了查明致病菌,必须在应用抗生素前先作细菌培养和药物敏感试验。在用过抗生素后因尿液中已有一定量的抗生素,故不易获得阳性结果。然而,上述检查至少需要 48 小时才能获得结果,在实际工作中首次用药不可能也没必要等待细菌培养结果。尿沉渣涂片找细菌,能迅速确定是杆菌感染还是球菌感染,有助于选择抗菌药物。因大部分尿路感染是由大肠杆菌等革兰阴性菌引起的,在未获得细菌培养结果之前可选用对革兰阴性杆菌有效的抗生素。一旦获得尿培养的结果,就必须及时调整抗生素。要辩证地对待药敏试验的结果,一切均应以临床疗效作为判断的依据。即便按照药敏试验的结果选用抗生素,如治疗后疗效不佳,也应及时换药。

2. 根据病变部位选择抗菌药物 下尿路感染为尿路的浅层

黏膜病变,要求在尿中有高浓度的抗菌药物,如呋喃类药物、喹诺酮类药物等。上尿路感染多为肾实质深部感染,因此要求抗菌药物在尿内和血中均有较高的浓度。对于肾盂肾炎来说,最好能选用杀菌剂,迅速灭菌,从而避免肾实质的永久性损害。

3. 抗菌药物使用时间要充分 抗生素的使用要持续到症状消失、尿培养转阴后 2 周。急性单纯性下尿路感染初发患者,宜选用毒性小、口服方便、价格较低的抗菌药物,疗程通常为 3～5 天。急性肾盂肾炎伴发热等全身症状明显的患者宜注射给药,疗程至少 14 天,一般为 2～4 周,体温恢复正常后可改为口服给药。反复发作性肾盂肾炎患者疗程需更长,常需 4～6 周。

4. 必要时联合用药 联合使用两种或两种以上的抗菌药物,以产生协同作用从而达到提高疗效及降低药物不良反应的目的。联合用药的指征:①单一药物治疗失败;②严重感染;③混合感染;④耐药菌株出现。如对大肠埃希菌可选用氨基糖苷类与第三代头孢菌素合用,变形杆菌感染可选用半合成广谱青霉素类与氨基糖苷类合用,铜绿假单胞菌感染多选用半合成广谱青霉素或第三代头孢菌素加氨基糖苷类治疗等。

5. 谨慎使用肾毒性药物 慢性肾盂肾炎患者均可有不同程度的肾功能不全,肾毒性药物会进一步加重肾功能的损害。因此,在治疗尿路感染时,应尽可能避免使用肾毒性药物,尤其是对已有肾功能不全的患者,使用时更应考虑到药物的毒性、半衰期、蛋白结合率、在体内的代谢和排泄情况以及目前患者的肾功能状况等。在别无选择的情况下,如需应用肾毒性药物,一定要严密观察肾功能的情况。一旦发现肾功能恶化,就必须立即停药。

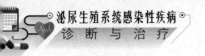
治疗尿路感染常用的抗菌药物有哪些

尿路感染治疗中常用的抗菌药物包括如下几类。

1. 头孢菌素类 如头孢拉定、头孢呋辛、头孢他啶、头孢哌酮等,其中多数是广谱抗生素,抗菌作用强。其不良反应有胃肠道反应、过敏反应等。

2. 喹诺酮类 如诺氟沙星、左氧氟沙星、氟罗沙星、莫西沙星等,对革兰阴性及阳性球菌、衣原体、支原体等的作用亦有增强。其不良反应有胃肠道反应、影响小儿骨骼发育等。

3. 氨基糖苷类 如庆大霉素、卡那霉素、阿米卡星等,主要对革兰阴性杆菌有杀菌作用,对革兰阳性菌也有作用。其不良反应是有不同程度的耳毒性和肾毒性等。

4. 磺胺类 如复方新诺明等,主要针对革兰阴性杆菌、葡萄球菌和链球菌,服用时要注意碱化尿液。其不良反应有结晶尿、过敏反应和胃肠道反应等。

5. 青霉素类 如青霉素 G、氨苄西林等。青霉素 G 主要针对革兰阳性菌,有较强的抗菌作用,氨苄西林则对大肠埃希菌、变形杆菌和肠球菌作用较强。主要不良反应是过敏反应。

6. 碳青霉烯类 如亚胺培南、美罗培南、帕尼培南及比阿培南等,可用于敏感菌所致的各类感染,比如脓毒血症及复杂性尿路感染等,尤其对 ESBLs 阳性的大肠埃希菌,有较强的杀菌作用。其不良反应有伪膜性肠炎等。

其他好的选择是第二、第三代头孢菌素和阿莫西林克拉维酸。

头孢类抗生素有哪些

根据头孢类抗生素的抗菌谱、抗菌活性、对 β 内酰胺酶的稳定性以及肾毒性的不同,可将头孢菌素类抗生素分为四代。

第一代头孢菌素主要作用于需氧革兰阳性球菌,仅对少数革兰阴性杆菌有一定抗菌活性。常用的注射剂有头孢唑林、头孢噻吩、头孢拉定等。口服制剂有头孢拉定、头孢氨苄和头孢羟氨苄等。

第二代头孢菌素对革兰阳性球菌的活性与第一代相仿或略差,对部分革兰阴性杆菌亦具有抗菌活性。注射剂有头孢替安等,口服制剂有头孢克洛、头孢呋辛酯和头孢丙烯等。

第三代头孢菌素对肠杆菌科细菌等革兰阴性杆菌具有强大的抗菌作用,头孢他啶和头孢哌酮除对肠杆菌科细菌外,对铜绿假单胞菌亦具高度抗菌活性;注射制剂有头孢噻肟、头孢曲松、头孢他啶、头孢哌酮等,口服制剂有头孢克肟和头孢泊肟酯等,口服制剂对铜绿假单胞菌均无作用。

第四代头孢菌素常用者为头孢吡肟,它对肠杆菌科细菌作用与第三代头孢菌素大致相仿,其中对阴沟肠杆菌、产气肠杆菌、柠檬酸菌属等的部分菌株作用优于第三代头孢菌素,对铜绿假单胞菌的作用与头孢他啶相仿,对金黄色葡萄球菌等的作用较第三代头孢菌素略强。

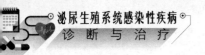
喹诺酮类药物有哪些

在尿路感染的治疗中,临床上最常用者为喹诺酮类抗生素。这类药物主要有诺氟沙星、左氧氟沙星、环丙沙星等,主要作用于革兰阴性杆菌。近年来研制的新品种对肺炎链球菌、化脓性链球菌等革兰阳性球菌的抗菌作用增强,左氧氟沙星、加替沙星、莫西沙星等对衣原体属、支原体属、军团菌等细胞内病原或厌氧菌的作用亦有增强。因喹诺酮类抗生素会影响小儿骨骼的发育,18岁以下未成年患者、妊娠期及哺乳期患者应避免使用此类药物。

氨基糖苷类药物有哪些

临床常用的氨基糖苷类抗生素主要有:

1. 链霉素、卡那霉素、核糖霉素　这些药物对肠杆菌科和葡萄球菌属细菌有良好的抗菌作用,但对铜绿假单胞菌无作用。其中链霉素对葡萄球菌等革兰阳性球菌作用差,但对结核分枝杆菌有强大的作用。

2. 庆大霉素、妥布霉素、奈替米星、阿米卡星、异帕米星、小诺米星、依替米星　这些药物对肠杆菌科细菌和铜绿假单胞菌等革兰阴性杆菌具强大的抗菌活性,对葡萄球菌属亦有良好的作用。

3. **巴龙霉素** 抗菌谱与卡那霉素相似,对阿米巴原虫和隐孢子虫有较好作用,但由于毒性较大,现仅供口服或局部应用。此外尚有大观霉素,用于单纯性淋病的治疗。

如何治疗更年期、绝经后妇女的尿路感染

在更年期或绝经后妇女中,阴道内雌激素治疗复发性尿路感染是安全和有效的,可用于减少此类人群发生复发性尿路感染的机会。研究表明,阴道内使用雌激素增加了更年期或绝经后妇女阴道内的乳酸杆菌,从而有助于恢复绝经前的阴道菌群,以抵抗尿路感染。阴道雌激素已被证明还可以减少 OAB 的症状,如尿急和尿频。

更年期或绝经后妇女阴道内雌激素水平降低,pH 升高,导致阴道内菌群失调。局部应用雌激素能降低阴道内 pH,抑制革兰阴性菌的生长,恢复正常的菌群,避免尿路感染的复发。阴道内雌激素的制剂主要有:软膏(雌二醇、普雷马林)、片剂、凝胶胶囊和阴道环(雌激素阴道环)、普拉睾酮阴道栓剂、人源Ⅲ型胶原蛋白、透明质酸凝胶、Replens 阴道凝胶和甘油类制剂等。这些制剂能使阴道内 pH 达到 3.8～4.5、渗透压<380 mOsm/kg,在保护阴道上皮的同时维持阴道酸性环境,抑制肠杆菌的生长,改善阴道的微环境。具体选择哪种阴道雌激素可由患者自行选择。这些制剂不仅能缓解绝经后 GSM 患者的症状,从而提高这些患者

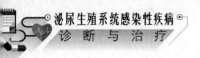
的生活质量,而且还能改善抗生素治疗的效果,降低使用抗生素
的不良影响。

怎样治疗妊娠期尿路感染

妊娠期尿路感染的治疗是一个很棘手的问题。药物对胎儿
的影响是孕妇最为关心的、也是医生必须时时记挂在心的事。

妊娠期尿路感染的治疗包括一般治疗与抗菌治疗。一般治
疗除嘱患者多饮水,使尿量每日维持在 2 000 ml 以上外,还应注
意卧床休息,并卧向健侧以减轻子宫对患侧输尿管的压迫,保持
输尿管的引流通畅。如为双侧肾盂肾炎,则交替左右侧卧。

妊娠期尿路感染的抗菌治疗最主要的是抗菌药物的选择问
题。既要杀灭细菌,又要保证孕妇及胎儿的安全。因此,与常规
用药有所不同,尤其妊娠的最后 3 个月,抗菌药物的使用要特别
慎重。由于青霉素类、头孢菌素类、β内酰胺类抗生素的药物毒
性低,对胎儿及母体均无明显影响,也无致畸作用,妊娠期感染
时一般选用此类药物。而其他药物由于不同程度的毒不良反
应,一般不宜用于治疗妊娠期尿路感染。如磺胺类药物可致胎
儿血游离胆红素增多,导致核黄疸,故临产前不宜使用;大量或
较长期应用红霉素,易引起胎儿肝功能障碍;氨基糖苷类抗生素
可引起母体及胎儿肾损害和听力障碍;氯霉素可引起灰婴综合
征,表现为循环衰竭,甚至死亡,还可使胎儿发生再生障碍性贫
血及血小板减少症。

对孕妇无症状性菌尿一般采取 10 日口服抗菌疗法,常用的药物有氨苄西林、头孢拉定、头孢羟氨苄、阿莫西林、磷霉素氨丁三醇等。症状性菌尿的疗程与非孕妇不同,如急性肾盂肾炎时有发热及全身症状,则先静脉给予 β 内酰胺类抗生素,待症状好转或体温正常后改口服,以 20 天为一疗程,对感染频繁发作者,可用维持量直到分娩后。

复查尿常规正常是否意味着治愈

一般来讲,尿路感染治愈的标准是症状消失、尿培养转阴,抗菌药物的使用一般要持续到症状消失、尿培养转阴后 2 周。经过有效的抗感染治疗,尿常规可转为正常,但此时细菌未必全部被杀灭,仍然存在于泌尿系统中的"残渣余孽"可能成为尿路感染复发的根源,所以尿常规正常并不等于治愈。此时若停止治疗,尿路感染往往会复发,患者又不得不重新开始治疗,而且反复的尿路感染易造成尿路的器质性损害,带来不可逆的后果。所以,抗生素的使用一般要持续到症状消失、尿培养转阴后 2 周,以达到彻底治愈的目的。

尿路感染的患者究竟要吃多长时间的药

治疗尿路感染最主要的药物是抗生素,要使药物充分发挥作用就应该遵循药物的治疗原则。在用药前必须肯定患者有尿路感染;并确定是上尿路感染还是下尿路感染;是哪种致病菌的感染、细菌对哪种抗菌药物敏感;同时要了解患者的肾功能,避免发生不可逆的肾损害。

1. **抗菌药物的选择**　尿路感染的首选抗菌药物应具备以下原则:①对大多数常见的尿路致病菌有效。②口服后能完全被吸收。③药物能在尿液中达到较高的浓度。④不良反应轻或无毒性反应。⑤价格低廉。

2. **尿路感染的治疗方案**

① 短期治疗方案。尿路感染疗程不超过 5 日,适应于单纯的感染。理由为:1)目前常用抗菌药物所规定的剂量均远远超过致病菌的致死量,短期治疗即可达到治疗目的。2)增加治疗时间反而会增加不良反应。3)增加治疗时间反而会增加肠道菌群出现耐药菌株。4)长时间用抗菌药物会增加二重感染。5)可节省费用。目前认为单纯的尿路感染、无组织浸润、能有效排空膀胱的患者可选用 5 日疗程或更短(如 3 日疗程),治愈率可达 83%。

② 长期、低剂量预防或抑制治疗方案。目的为使尿液内细菌消灭,预防再感染,抑制感染。具体实施方案为:1)嘱患者多饮水,每 2 小时排空膀胱一次,性交后要即刻排尿一次;2)用合适的抗生素,5 日疗程使尿液内细菌消失;3)每晚临睡前给 1/4 量的抗生素;4)重复中段尿培养,每 3 个月 1 次;5)上述治疗持续一年。

治疗尿路感染是不是一定需要输液

很多尿路感染患者在就诊时都希望医生给予输液治疗。他们的理由是，经静脉给药效果好，起效快。其实，对尿路感染的治疗，只有急性肾盂肾炎等情况才需要通过静脉给药。除此之外，通过口服药物治疗完全可以达到治疗的目的。只要按照规定正确服药，再配合多饮水等一系列措施就行了。可以想象为增加尿量，是喝水快还是输液快？我们尤其不主张老年人轻易选择静脉给药。因为可供我们输液的静脉有限，每次输液对静脉壁都会造成损伤。久而久之，就会使静脉壁硬化、闭塞，等到以后因急性疾病需要抢救时，血管就有可能用不上了。更何况输液速度过快对心功能不全的老人可能会产生危险。

中成药能否治愈尿路感染

中成药治疗尿路感染具有疗效确切、毒不良反应低、不易产生耐药性等优点，正日益受到重视。无论是急性发作期还是非急性发作期，在辨证论治的基础上，选用清热解毒类型的中成药，对尿路感染均有较好的疗效。近年根据有关研究，中成药治疗急性尿路感染患者的总有效率达 88.5%，治疗慢性期患者的

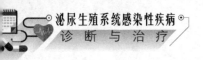
总有效率达 93.4%。中成药改善症状的疗效不亚于西药,但尿菌转阴要有足够的疗程。尿路感染急性期多属邪实,除邪务尽,应选用有效药物,尽快控制病情;非急性期多属虚实夹杂,本着扶正不留邪、祛邪不伤正的原则,应扶正祛邪并用。合理使用正确的中成药可帮助治愈尿路感染。

哪些中成药可用于治疗尿路感染

目前临床上用于治疗尿路感染的中成药主要有:宁泌泰胶囊、热淋清胶囊、六味地黄丸、知柏地黄丸等。它们常遵循益气、补肾、清热利湿并重的原则,邪正兼顾,往往能取得较好疗效,特别是对于湿热下注型患者疗效更为明显。

很多患者喜欢在出现尿路感染的症状时就凭经验或根据广告的宣传自行购买一些中成药服用;也有的人认为中成药价格便宜,没有不良反应,但吃无妨,这种做法是欠妥当的。尽管中成药治疗尿路感染的效果是不错的,但每个人尿路感染的程度不同,患者自己无法预知病程的发展如何,盲目服用中成药往往会延误治疗。

怎样治疗急性肾盂肾炎

对急性肾盂肾炎应该及时治疗,否则转为慢性肾盂肾炎会给治疗带来很大的困难。急性肾盂肾炎的治疗方式主要包括：

1. **全身治疗** 卧床休息、输液、多饮水。保持 24 小时尿量达到 2 000 ml 以上，这有利于炎性产物的排出。注意进食易消化、富含热量和维生素的食物。

2. **对症治疗** 应用碱性药物(如碳酸氢钠、枸橼酸钾)可降低酸性尿液对膀胱的刺激，以缓解膀胱刺激症状。钙离子通道拮抗剂(异搏定)等亦可缓解膀胱刺激症状。

3. **抗菌药物治疗** 一般先按常见病原菌静脉给药，热退后可改为口服给药;根据尿培养结果调整药物;抗菌药物应使用至体温正常、全身症状消失、尿细菌培养阴性后 2 周方可停药;对伴有肾功能不全者，应使用对肾脏毒性低的抗菌药物。

① 磺胺类。如复方新诺明，对革兰阴性杆菌、葡萄球菌和链球菌有效。

② 喹诺酮类药物。如左氧氟沙星，对革兰阴性杆菌、革兰阳性球菌、淋球菌、衣原体、支原体等有效。

③ 青霉素类药物。如氨苄西林，对大肠埃希菌、变形杆菌和肠球菌作用较强。

④ 头孢菌素类。如头孢他啶、头孢哌酮、头孢呋辛，对肠杆菌科等革兰阴性杆菌具有强大抗菌作用，对铜绿假单胞菌引起的严重感染有效。

⑤ 其他。去甲万古霉素适用于耐甲氧西林的葡萄球菌等革兰阳性球菌感染;碳青霉烯类抗生素抗菌谱广，对 ESBL 阳性的革兰阴性杆菌杀菌活性好。

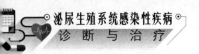

怎样治疗慢性肾盂肾炎

对慢性肾盂肾炎的治疗应采用综合措施,并掌握三个重要环节,即控制感染、去除病因、提高机体抵抗力。

1. **一般治疗** ①多饮水,勤排尿。②可服碳酸氢钠或枸橼酸钾以缓解尿频、尿急、尿痛症状。③控制高血压,纠正贫血及水电解质、酸碱平衡紊乱。④扶正支持治疗:适当注意营养和休息。细胞免疫功能低下者可酌情应用左旋咪唑、转移因子等。

2. **抗菌治疗** 发病时可选用1～2种药物治疗2周,停5～7天后,改用另一组抗菌药,如此循序轮换,总疗程为2～4个月,停药后6个月内,定期复查尿常规及细菌培养。常用于维持治疗的药物有:SMZCo 0.96克,2次/日;氧氟沙星 0.2克,3次/日;左氧氟沙星 0.2克,2次/日;环丙沙星 0.5克,2次/日;头孢克洛片 0.25克,3次/日。口服治疗无效或重症患者应静脉输液,可选用静脉滴注磷霉素钠 6～8克,2次/日;头孢曲松 2克/日,静脉滴注或推注。应根据尿培养结果调整药物。对伴有肾功能不全者,应使用对肾脏毒性低的抗菌药物。

3. **去除诱发因素** 这对慢性肾盂肾炎的治疗十分重要。应及时纠正引起感染的原发病变,如尿路结石、尿路畸形如膀胱输尿管反流等。

4. **中医中药治疗** 慢性肾盂肾炎多见肝肾阴虚、脾肾气虚、气阴两虚,可酌情应用滋阴、健脾、补肾益气等中药,并可佐以驱邪中药如清热、利湿、活血化瘀药物。常用药如夏枯草、蒲公英、忍冬藤、黄连、黄檗、黄芩、海金砂、金钱草、半枝莲、柴胡等对尿路感染有效,可酌情辨病应用。可用于治疗尿路感染的中成药主要有:宁泌泰胶囊、热淋清胶囊等。这些药对于慢性肾盂肾炎的维持治疗有一定的优势。

怎样治疗黄色肉芽肿性肾盂肾炎

黄色肉芽肿性肾盂肾炎是一种罕见的疾病,虽然在病变组织中都可找到细菌感染,但抗菌药物治疗几无效果。由于病变为单侧性,且与肾癌、肾积水、肾脓肿或肾结核等不易鉴别,故目前多以手术治疗为主。一旦确诊或高度怀疑为黄色肉芽肿性肾盂肾炎,应及时施行手术,如术中仍不能与肾癌相鉴别,可加做冷冻切片病理检查,以决定手术切除范围。对于肾功能严重破坏的弥漫型黄色肉芽肿性肾盂肾炎,若对侧肾功能正常,应行肾切除术。对于局灶型黄色肉芽肿性肾盂肾炎患者,可选择施行肾部分切除术或病灶切除术,术后选择高效抗生素;对于儿童或双侧黄色肉芽肿性肾盂肾炎患者,可使用抗生素治疗。

本病术后预后良好,很少有术后对侧肾脏再发该病的报道。

怎样治疗肾皮质化脓性感染

肾皮质脓肿是肾实质的一种严重的感染,它的治疗主要是

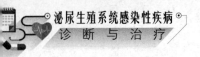
应用足量的抗生素和手术引流。最好根据细菌培养及药敏试验的结果选用敏感的抗生素。除此之外,还要加强营养注意全身支持治疗。

一旦确诊为肾皮质化脓性感染,即应选用针对金黄色葡萄球菌的耐酶青霉素和头孢类抗生素行抗感染治疗,即行脓液培养并根据药敏而调整药物。在非脓肿期给予单纯抗生素治疗,多数可治愈。在脓肿期建议早期引流,能使全身症状减轻,减少患者消耗。若引流不畅、可致肾皮质严重破坏,必要时需行肾切除术。并发肾周围脓肿,应行肾周围切开引流。但近年来,也有对脓肿期采用非手术治疗取得成功的报告。当形成肾脓肿时,抗生素配合 B 超定位下的经皮肾穿刺引流治疗是最佳方法。脓肿<5 cm 时,仅做穿刺抽脓,冲洗后注入抗生素;脓肿>5 cm 时,穿刺后置管引流可使患者的症状、体征迅速好转,而且可以根据脓液细菌培养结果选择敏感抗生素继续治疗。在 B 超监视下,经 12 肋尖下腋后线处穿刺入路是很安全的。

怎样治疗脓肾

脓肾患者由于患肾已经破坏,实际上已难以保留。该出手就出手,及时切除患肾。因为勉强保留患肾,日后终因病情反复而不得不切除患肾,但到那时患者的全身情况恶化、切除患肾的手术难度更大。好心反而办坏事。

首先应及时应用广谱抗生素(根据药物敏感试验的结果选择);如果对侧肾功能良好,应行患侧肾切除术。若急性期估计脓肾与肾周围粘连较紧、患者全身情况很差、切除患肾有困难时,可先行肾造瘘引流脓液,待感染控制、患者全身情况好转后,再择期行肾切除术。由于急性期脓肾与周围重要脏器和大血管之间粘连非常严重,强行剥离会引起严重的出血,故手术的选择应十分谨慎。一旦决定行肾切除手术,应仔细分离,以免损伤重要器官,必要时可行包膜下肾切除术。

怎样治疗坏死性肾乳头炎

对肾乳头坏死的治疗,首先应根据尿培养结果选择敏感的抗生素,积极抗感染治疗。其次,积极治疗糖尿病等原发疾病,严格控制血糖,停止使用镇痛药物。

对病变局限于一侧的暴发型肾乳头坏死,如病情不能控制,而对侧肾功能正常,可考虑切除患肾。因为只要引起肾乳头坏死的原发病得不到治愈,对侧肾脏发生肾乳头坏死的可能性依然存在,故患肾的切除应十分慎重。大量出血者应给予输血,若出血不止,可紧急行膀胱镜检,单侧病变可考虑手术治疗。坏死性肾乳头脱落引起急性尿路梗阻时,可先给予解痉镇痛治疗,无效时可逆行插管引流或放置双J管,也可通过输尿管镜取出脱落的组织。

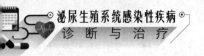
怎样治疗肾周围炎与肾周围脓肿

对肾周围炎及肾周围脓肿患者应卧床休息,先给予解热镇痛剂、输液及应用广谱抗生素。然后根据血培养或尿培养结果选用有效抗生素。早期肾周围炎未形成脓肿时,选用有效抗生素,炎症可以吸收。

如果 B 超探及肾周有液性暗区时,应立即行经皮穿刺引流。如为多房性肾周围脓肿,有时需在经皮穿刺引流后再做手术引流。同时处理引起肾周脓肿的原因。

若患侧肾脏的功能已丧失,并伴有肾脏多处脓肿时,应考虑做患肾切除,彻底清创及术后引流。

怎样治疗输尿管炎

输尿管炎病变轻者,可给予留置输尿管导管,并通过导管注入抗生素和糜蛋白酶。如果病变严重且长度在 3 cm 以内者,可手术切除病变段输尿管,然后进行输尿管端端吻合术;也可通过输尿管镜行扩张或电灼术、双 J 管置入术或激光手术等。当病变严重且长度超过 5 cm 者,手术切除病变输尿管后估计吻合张力过大时,可采用回肠段代输尿管术。

急性细菌性膀胱炎如何治疗

急性细菌性膀胱炎的病原菌绝大多数为大肠埃希菌,治疗十分重要,必须尽快控制感染。否则会使病程迁延为慢性,给以后的治疗造成困难。治疗宜选用毒性低、口服方便、价格低廉的药物。具体应该做到的是:

① 急性膀胱炎患者需卧床休息,多饮水,避免刺激性食物。

② 热水坐浴,促进血液循环,可以改善症状。

③ 碱化尿液以缓和膀胱痉挛,常用药物有碳酸氢钠、枸橼酸钾。

④ 选择合适的抗生素。对于单纯的膀胱炎,提倡采用短期抗生素疗法(3~5日),可以避免产生耐药菌株和不良反应。3日疗法可选用 SMZco、TMP、阿莫西林、AM/CL、第一天和第二天可口服头孢菌素、氟喹诺酮类、多西环素等。如症状持续时间>7日、近期有尿路感染史、应用阴道隔膜和(或)杀精子剂者、年龄>65岁及孕妇,可选用7日疗法。可应用呋喃妥因、单剂疗法:磷霉素氨丁三醇3 g。有 STD 危险因素者,病原体常为沙眼衣原体,宜选用多西环素100 mg,每日2次,共7日或阿奇霉素1.0 g单剂口服。当疗效不满意时,须进行泌尿系统的全面检查。症状得到控制后还需复查尿常规,看尿中是否还有白细胞。

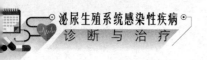

慢性细菌性膀胱炎如何治疗

慢性膀胱炎的治疗包括：

1. **全身支持疗法** 注意休息,多饮水,保持体内水分平衡,并保证每天有足够的尿量排出。加强营养,避免刺激性食物。

2. **找出病源,去除病因** 控制原发感染灶,保持排尿通畅。

3. **抗菌药物** 引起慢性膀胱炎的细菌多为革兰阴性杆菌,大肠杆菌占多数。因此磺胺药、氧氟沙星、左氧氟沙星、头孢菌素类等均有一定疗效。当治愈后常有反复发作时,可采用联合用药,交替用药。疗程要相对延长,一般疗程 4～6 周,有时可维持 3～6 个月。对于反复感染的女性患者,小剂量持续性预防用药是首选疗法。连续用 6 个月后停止,然后用多次尿培养可肯定其疗效。

4. **局部疗法** 可用 50 ml 透明质酸钠溶液(40 mg/50 ml)膀胱内保留 30 分钟。

怎样治疗间质性膀胱炎

间质性膀胱炎难以治愈,其治疗的目的只是缓解症状、改善生活质量。每一种治疗方法并非适用于所有的患者,几种方法联合应用可取得较好的效果。

1. **饮食调节** 饮食调节是最基本的治疗方法,间质性膀胱炎患者应以清淡饮食为主,避免刺激性食物和饮料,这对食物过敏的患者尤为重要。

2. **口服药物治疗** ①戊聚糖多硫酸酯是目前研究最多的用于治疗间质性膀胱炎的口服药物,口服以后部分经尿中排出,有助于膀胱上皮结构与功能的恢复,是唯一被 FDA 批准的治疗间质性膀胱炎的药物。推荐剂量 100 mg, 3 次/日,有效率为 28%～32%。②阿米替林(Amitriptyline,商品名 Elavil)是一种三环类抗抑郁药,能减少中枢神经系统对 5-羟色胺和去甲肾上腺素的重吸收,稳定肥大细胞的细胞膜并有抗胆碱的作用。症状缓解率达 64%～90%,对痛觉症状明显、麻醉下膀胱容量＞600 ml 者疗效更佳。③羟嗪(Hydroxyzine,商品名 Atarax、Vistaril)是一种组织胺 H1 受体拮抗剂,有抑制肥大细胞脱颗粒、催眠、松弛骨骼肌等作用,可使 40% 的患者症状改善,对有过敏史者有效率达 55%。推荐剂量为 10～75 mg,每晚一次,治疗 3 个月后症状改善明显。④其他药物有糖皮质激素类药物、抗癫痫药物、抗胆碱药物、麻醉药、解痉镇静药等。一般与其他药物联合使用,以增加疗效。

3. **膀胱药物灌注** ①二甲基亚砜(DMSO),它具有抗炎、止痛、抑菌作用,可迅速穿透细胞膜。通常应用 50% DMSO 溶液 50 ml 灌入膀胱,保留 15～20 分钟后排空。②"鸡尾酒疗法",溶液由 50% DMSO 50 ml、NaHCO₃ 10 ml(浓度 75 mg/ml)、曲安西龙 40 mg、硫酸肝素 1 万～2 万单位配制而成。膀胱灌注 30～50 ml 溶液,保留 30～60 分钟后排空。③肝素(Heparin)可增强

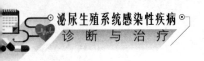
GAG 层的保护作用,同时有抑制细胞的增殖和抗炎、抗黏附作用。灌注方案为:肝素 20000IU,每日灌注 1 次,保留 30～45 分钟排空,疗程 4～12 个月。症状缓解后可改为每周 3 次,有效率 56%。④透明质酸(hyaluronic acid, HA):能够修复缺损的葡萄糖胺聚糖层,加固和重建膀胱黏膜屏障功能,调节膀胱黏膜通透性,避免潜在炎症溶质迁移及毒性物质对膀胱的黏附侵害;还能很好地和膀胱黏膜上的受体 CD44 特异性结合,生成新的内源性透明质酸,排出细胞外补充葡萄糖胺聚糖层。⑤其他灌注药物如卡介苗、局麻药等。

4. 液压膀胱扩张 指在麻醉下先行膀胱镜检查,然后向膀胱内以一定压力注入盐水逐步扩张膀胱,通过损伤膀胱的传入神经或牵张感受器达到减轻疼痛、增加膀胱容量的目的,既有助于诊断又可同时治疗,可使 30%～50%患者症状缓解,对膀胱容量小的患者效果更好,但多次扩张并不能进一步改善症状。

5. 经皮神经电刺激 对口服药物和膀胱灌注失败的病例可行经皮神经电刺激,对有 Hunner 溃疡的患者有效率达 54%,无溃疡者为 26%。

6. 逼尿肌肉毒素 A 注射 将肉毒素 A 注射至膀胱黏膜固有层内,可以改善患者疼痛症状,提高生活质量。可能的机制是通过阻断乙酰胆碱释放,调节膀胱壁 C 纤维活动度、抑制神经激肽和生长因子的释放等,致使膀胱肌肉松弛麻痹,从而缓解疼痛症状,膀胱容量也相应增大。

7. 手术治疗 多用于经非手术治疗失败者。腔内手术有经尿道局部病灶电灼、电切。对有 Hunner 溃疡者经尿道激光切除有效率达 78%，可暂时减轻症状。骶神经调节可以通过永久电极刺激 S_3 或 S_4 骶神经根来调节传入神经的传导，从而减轻疼痛，抑制逼尿肌过度活动及稳定盆底肌。开放手术有膀胱松解术、膀胱部分切除术＋膀胱扩大术、全膀胱切除术加尿流改道术等。

怎样治疗腺性膀胱炎

腺性膀胱炎的治疗首先应消除感染、梗阻及结石等慢性刺激因素，然后根据病变类型、部位及范围等采取相应的治疗。由于腺性膀胱炎有发展为腺癌的可能，因此以前多主张采取类似膀胱肿瘤的治疗方案，如经尿道电切、膀胱黏膜剥离、膀胱部分切除术，甚至在术后作膀胱灌注化疗等。这种方法对于病变严重患者可切除病灶、明显缓解症状、预防肿瘤发生。对于局部黏膜粗糙或仅见数个散在的滤泡样或囊泡样病变，以尿频、尿急、镜下血尿和下腹胀痛为主的轻症患者应采取非手术治疗，其疗效与手术疗效无明显差异。

1. **非手术治疗方法** 口服左氧氟沙星 0.2 g，2 次/日，2～3 周控制感染，而对膀胱内病灶不作特殊处理。非手术治疗后，膀胱内的滤泡样病变可消失，向好的方向发展。慢性感染、下尿路梗阻和结石等可能诱发腺性膀胱炎，并促进其发展。因此在非手术治疗的过程中，对可能诱发腺性膀胱炎或使腺性膀胱炎持续存在病变的治疗应放在首位。

2. 手术指征及手术方法　对于症状重、有明显肉眼血尿、病变位于输尿管口周围者可采用手术治疗。手术分为腔内和开放手术两种,大多数医生选用腔内手术,即电切、电灼、气化、激光等方法。对于乳头状瘤样型、滤泡型、绒毛样水肿型均可采用腔内手术。其疗效关键是必须完全切除全部病变黏膜,并有足够的深度和广度。电切深度控制在黏膜或黏膜下层,严重者深至浅肌层,范围超过病变外缘 2 cm。如发现病变界限不清,可适当扩大切除范围。对于片状增生型、乳头状增生型,且范围大于 2 cm者,也可采取膀胱部分切除或病灶切除。

3. 综合治疗　手术后膀胱内灌注化疗及生物制剂的药物主要有 2 类:①增加机体免疫力的药物,如卡介苗、白细胞介素 2、干扰素等。②抗肿瘤类药物如丝裂霉素、羟喜树碱、5-氟尿嘧啶等。

4. 放射治疗　对于经 2 次以上电切、气化和术后灌注卡介苗且短期内复发的腺性膀胱炎采用放射治疗。采用直线加速器进行治疗,剂量为 4 000~4 500 cGy(为一般肿瘤治疗剂量的60%左右),分 16~18 次照射膀胱区域。一般治疗后 3~6 个月症状开始出现明显缓解。

怎样治疗出血性膀胱炎

对出血性膀胱炎的治疗方法主要有:
① 立即停止使用或接触可引起出血性膀胱炎的药物。
② 多饮水,勤排尿,降低代谢产物的浓度及减少其与膀胱接

触的时间。

③ 膀胱药物灌洗,减少出血,如可使用1%硝酸银溶液、1%明矾溶液、止血药物:如凝血酶、去甲肾上腺素等。还可应用冰水灌注或冷冻治疗。

④ 全身应用止血药物。

⑤ 应用抗生素控制感染。

⑥ 支持疗法,必要时给予输血、补液等。还可给予高压氧治疗。

⑦ 出血严重时可考虑双侧髂内动脉栓塞术或结扎术,必要时可行膀胱切除术。

怎样治疗嗜酸细胞性膀胱炎

对嗜酸细胞性膀胱炎的治疗方法主要有:

① 要仔细寻找过敏源,去除抗原刺激。

② 应用抗组胺及类固醇药物。

③ 对于继发性感染,适当应用抗生素。

④ 局部病变可行电灼、电切。

糖尿病并发尿路感染时如何治疗

糖尿病可加重尿路感染,甚至导致肾乳头坏死及肾功能损

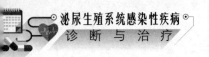

害,因此,早期发现糖尿病患者的尿路感染并及时治疗是十分重要的。应采取如下措施:

1. **积极控制血糖**　由于糖尿病是尿路感染的一个重要的致病因素,控制血糖就成为首当其冲的措施。患者应到内分泌科就诊,尽快将血糖水平降至正常。

2. **合理应用抗生素**　对无症状性菌尿不宜长期使用抗生素,如发生肾盂肾炎则必须应用抗生素。抗生素的使用原则应以药敏为指导,在进行清洁中段尿培养和药敏试验后,立即开始治疗,并予以足量、足够疗程。严重尿路感染者应予静脉给药、联合用药。怀疑有尿路复杂因素者,应仔细检查,以找出可能存在的梗阻因素,并予以纠正。

应当指出的是,症状缓解并不等于感染已经得到控制。在治疗过程中,应注意避免使用可能诱发糖尿病的抗生素(如加替沙星等)。

怎样治疗真菌感染所致的尿路感染

真菌感染一般与易感因素有关,包括长期留置导尿管、抗菌治疗、糖尿病、住院和免疫抑制状态等。在抗真菌治疗前,应该去除真菌感染的诱发因素。比如应立即停用抗生素、糖皮质激素等可能导致真菌感染的药物;治愈或控制消耗性疾病,解除尿路梗阻,以去除不利因素。对真菌感染所致的尿路感染,可采取下列治疗措施:

① 真菌培养及药敏试验是必要的,可指导治疗,尤其有过抗真菌治疗病史的患者,需考虑真菌耐药性的发生。

② 无症状真菌尿的治疗:单纯尿培养阳性无既往病史、无危险因素患者可以不治疗;如果有危险因素的患者,需去除危险因素(如拔除导尿管等),如果真菌好转则无须治疗,否则持续感染者需再次评估。

③ 有症状真菌感染需以抗真菌药物治疗为主,同时碱化尿液,以加强抗真菌药物的作用。

对血吸虫病所致的尿路感染如何治疗

对血吸虫病所致的尿路感染的药物治疗是杀灭血吸虫,可应用吡喹酮、敌百虫及硝噻唑咪酮等药物。

对血吸虫病引起的并发症和脏器功能受损的患者,可采用手术治疗。如输尿管膀胱再吻合术、输尿管膀胱壁瓣吻合术、回肠代输尿管术、肾造瘘、输尿管插管引流术、结肠扩大膀胱或回肠膀胱术、经尿道电切切除挛缩的膀胱颈瘢痕、全膀胱切除术等。

对包虫病所致的尿路感染如何治疗

对包虫病所致的尿路感染药物治疗主要用于手术前后预防

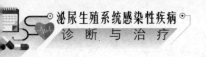

种植、复发,常用甲苯达唑、吡喹酮、阿苯达唑等。

手术治疗是唯一有效的治疗方法。手术原则是摘除包囊,防止囊液外漏,缩小外囊空腔及预防术后感染。常用的手术方法为内囊摘除术。当患侧肾功能丧失或并发感染、破裂,而对侧肾功能良好时可行患肾切除术。

对丝虫病所致的尿路感染如何治疗

对丝虫病所致的尿路感染首先应杀灭丝虫,枸橼酸乙胺嗪(海群生)是治疗丝虫病的特效药。

乳糜尿患者除杀虫以外,应卧床休息,低脂类饮食,多饮水,避免过度劳累。并可行肾盂内药液冲洗治疗,常用1%~2%硝酸银,如一次无效,可重复数次。还可行肾蒂淋巴管剥脱术、胸导管-半奇静脉吻合术、腰干淋巴管或淋巴结-精索(卵巢)内静脉吻合术、腹股沟淋巴结-大隐静脉分支吻合术。

怎样治疗急性细菌性前列腺炎

对急性细菌性前列腺炎通常采取药物治疗。在确定诊断后,只要根据中段尿培养和药敏试验立即应用快速、有效的抗菌药物,迅速控制炎症,就可以取得良好的效果。虽然正常情况下,抗菌药物从血中到前列腺液的弥散较差,但在发生急性弥漫性炎症反应时,从血浆进入前列腺管和腺泡的浓度却有所提高。

对一些病情较重、体温较高、血中白细胞增多的患者,可静脉应用抗生素。同时应针对可能的病因、伴随的疾病(如糖尿病、免疫功能降低等)进行治疗。磺胺类药物(如复方新诺明)对前列腺的渗透性较好。对病情较轻的患者可用作首选药物。至体温正常后改为肌内注射或口服给药。若以上药物效果均不佳,即改用对培养细菌敏感的药物。抗菌药物的使用应在体温正常、症状消失后延续一段时间,一般2~3周,以防炎症转为慢性或反复发作。

发生急性尿潴留时,最好采用耻骨上膀胱穿刺造瘘以引流尿液,而应避免经尿道导尿,以防炎症扩散,并引起尿道炎、急性附睾炎等。

急性前列腺炎经及时、积极治疗后大多数可以痊愈,仅极少数患者发生前列腺脓肿,急性期如果治疗不彻底,就会转变为慢性前列腺炎。

怎样治疗慢性细菌性前列腺炎

慢性前列腺炎的治疗方法很多,包括中医和西医、全身和局部、内服和外用等,但任何一种方法都不是万能的,都有一定的适应证。

对慢性细菌性前列腺炎,最重要的是采用抗菌治疗。由于前列腺腺泡上皮类脂质膜的屏障作用,使很多抗生素不能透入

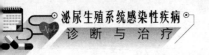

前列腺腺泡内,所以治疗效果往往不理想。红霉素、复方新诺明、多西环素等具有较强的穿透力,可作为首选药物。肠溶性多西环素能明显降低其胃肠道不良反应。也可口服利福平加复方新诺明。

除了抗菌治疗,还有很多治疗方法具有促进炎症吸收、缓解症状的作用。例如中药治疗,原则是活血化瘀、通经活络、疏肝理气、清热解毒、利尿利湿。还可以采取一些局部治疗方法,主要包括:①前列腺按摩,定期前列腺按摩、排出前列腺液对前列腺炎的康复有很好的作用;②热水坐浴或局部热敷;③对有膀胱颈部梗阻的慢性非细菌性前列腺炎和前列腺痛可以使用α受体阻滞剂,以使膀胱颈和前列腺松弛,消除反流因素,缓解症状。

对于使用药物难以治愈的慢性前列腺炎,可以采用前列腺精囊切除术或经尿道前列腺切除术等方法来治疗。由于手术治疗经常不能达到治愈目的,而炎症反应又增加了手术的难度,所以选择手术治疗时应相当慎重。

怎样治疗非细菌性前列腺炎

对于非细菌性前列腺炎,应根据不同的致病病原体来选择药物。如怀疑支原体和衣原体感染,可选用多西环素、阿奇霉素等治疗;如系滴虫感染可选用甲硝唑;如系真菌感染可选用氟康唑等抗真菌药物。需要注意的是,对由性交引起的感染,应男女同治,防止重复感染。

由于非细菌性前列腺炎中并不能完全排除病原微生物感染,治疗时也应给予抗菌药物治疗。对衣原体等感染的患者,应使用对此类病原体有效的抗生素,如四环素类、阿奇霉素、克拉霉素等。中药治疗以活血化瘀、清热解毒、利尿利湿为主,药物有舍尼通、普乐安、癃闭舒胶囊、泽桂癃爽胶囊、翁沥通胶囊、草薢分清丸、前列安栓等。同时应定期进行前列腺按摩、温水坐浴,也有助于缓解症状。

怎样治疗前列腺痛

由于前列腺痛不是感染性疾病,故抗生素治疗一般无效。对有排尿困难的患者可使用α受体阻滞剂如特拉唑嗪等治疗,以松弛紧张的前列腺颈部、改善排尿功能、消除前列腺和射精管系统内的尿液反流,达到改善症状的目的。对前列腺痛可用安定等镇静剂减轻症状。另外,一些物理治疗如微波、坐浴等可达到神经调节、松弛盆底肌肉的目的,从而缓解症状。直肠内应用前列安栓对治疗前列腺痛有较好的疗效。

怎样治疗前列腺脓肿

前列腺脓肿的治疗与急性前列腺炎的治疗相似。首先是使用大剂量广谱抗生素以控制感染。同时行血和尿的细菌培养,

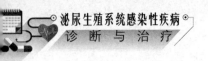

根据药敏试验的结果及时调整抗生素。如经过抗生素治疗后，脓肿不能吸收，症状不能缓解，就应考虑手术治疗。最常用的手术是经直肠切开排脓，也可经会阴或经尿道切开排脓。手术后一定要保证脓液的引流通畅。

治疗过程中患者应卧床休息，忌酒和辛辣食物，保持清淡饮食。

怎样治疗精囊炎

精囊炎的治疗应包括：

1. **抗生素的应用**　精囊炎的治疗与慢性前列腺炎的治疗相似。选用口服复方新诺明 2 片，2 次/日，共 4 周，可达到较好的治愈率。其他可选用的有多西环素、左氧氟沙星等。

2. **辅助治疗**　急性发作期应适当休息，热水坐浴，禁忌性生活，服用雌激素以抑制性兴奋，禁忌局部按摩。慢性期可行前列腺精囊按摩，促进引流，每周一次。另外，生活要有规律，劳逸结合，忌烟酒及辛辣刺激性食物。

3. **其他治疗**　部分精囊炎患者会出现血精，而产生严重的焦虑情绪，担心是癌症等，可告知患者，大多数血精均可自行消退，隐匿性癌症的可能性很小。进一步检查确实由于苗勒管囊肿和射精管梗阻的，或者结石堵塞射精管的，可以考虑通过精囊镜治疗。

怎样治疗尿道炎

尿道炎的治疗主要包括以下内容：

1. **抗生素的应用** 目前用于治疗尿道炎的药物种类繁多，应根据病原菌的种类及药物敏感试验的结果有针对地选用。若症状较轻可口服药物治疗，经验性用药可选用磺胺类药物、喹诺酮类药物等。症状严重者可选用静脉用药，如左氧氟沙星等。待症状完全消失、尿液检查正常、细菌培养阴性后改口服用药。应持续7～10天方可停药。

2. **辅助治疗** 急性期注意休息，禁忌酒及辛辣食物。多饮水，使尿量增加，对尿道有冲洗作用。应避免性生活。有尿频、尿急、尿痛时，可服用解痉药物以减轻疼痛。

3. **去除病因** 应及时去除引起尿道炎的诱因（如尿道异物、结石、拔除导尿管等）。慢性期间，在应用抗生素的同时，应解除尿道外口或尿道内的梗阻。

4. **共同治疗** 对由性传播疾病所致的尿道炎，应与配偶同时治疗。

怎样治疗真菌性尿道炎

对真菌性尿道炎的治疗应包括：

1. **停用抗生素、皮质类固醇激素或减少其剂量** 贫血或血浆蛋白低下时输全血或血浆、人体白蛋白等,并注意补充热量及维生素,以增强机体抵抗力。

2. **真菌性尿道炎主要采用局部治疗** 以两性霉素 B 12.5 毫克溶于 5 ml 蒸馏水中注入尿道,用尿道夹夹住尿道远段 15 分钟。当膀胱内有真菌感染时,可用两性霉素 B 15 mg,溶于 100 ml 蒸馏水内,注入膀胱,每日 1 次,共 11 日,并复查尿涂片以观察疗效。

3. **严重的患者可加用口服抗真菌药物** 如氟康唑 150 mg,单次口服;酮康唑 200 mg,每日 1~2 次,服用 1~2 周;咪康唑 500 mg,每日 2 次,1~2 周;可同时服用碱性药物,使尿液碱化,以抑制真菌的繁殖,增加疗效。

怎样治疗滴虫性尿道炎

对滴虫性尿道炎的治疗应包括:

① 夫妇均有滴虫性尿道炎者,应同时治疗,避免性生活(或性交时应用避孕套),直至治疗结束。男性患者应按滴虫性阴道炎进行治疗和随访。建议患者及性伴侣同时检测有无其他性传播疾病。甲硝唑(灭滴灵)对男女双方均有效,成人口服用量为 200 mg,3 次/日,7~10 日为一个疗程,治愈率可达 95%。有滴虫性阴道炎者,同时用 200 mg 甲硝唑栓剂置入阴道内,每晚一次连用 7 天。一个疗程完毕后 3 天,复查尿液、阴道分泌物,检查

有无滴虫,隔日一次,3 次阴性时方可认为治愈。

② 抗生素对滴虫性尿道炎无效。仅在有混合感染时,才根据尿培养的结果选用抗生素进行有针对性的治疗。

③ 在治愈后,应重视个人及家庭卫生,防止再感染。

怎样治疗尿道球腺炎

对尿道球腺炎的治疗应包括:

① 早期正确治疗尿道炎,可以预防尿道球腺炎的发生。

② 对急性尿道球腺炎主要采取抗生素治疗,药物的选择应根据致病菌的种类、耐药性及个体对药物的反应来决定,可选用头孢类或喹诺酮类药物如头孢呋辛、左氧氟沙星等。治疗原则与尿道炎相同,但应适当延长用药时间。在会阴部有脓肿形成时,应及时切开引流。

③ 对慢性尿道球腺炎,可在抗生素治疗的同时定期行尿道球腺按摩,使腺管引流通畅。若腺管口附近炎症严重时,可行电灼术。慢性尿道球腺治疗效果常不理想,久治不愈者,可行尿道球腺摘除术。

怎样治疗尿道旁腺炎

对尿道旁腺炎,可静脉应用抗生素进行积极的抗感染治疗。

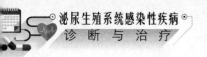
若为淋球菌感染则按淋球菌性尿道炎治疗,可用头孢曲松或大观霉素等治疗,其他细菌感染可根据细菌培养及药敏给药。

怎样治疗急性化脓性睾丸炎

对急性化脓性睾丸炎的治疗应包括:

1. **抗生素的应用** 对急性化脓性睾丸炎主要用药物治疗,抗菌药物的选择应按细菌培养及抗菌药物的敏感试验来决定。在细菌结果未明确时,早期可静脉滴注广谱抗生素如左氧氟沙星、氟罗沙星、阿奇霉素等。

2. **辅助治疗** 急性期应卧床休息,托起阴囊,可以减轻疼痛。早期可将冰袋放于睾丸处以减轻肿胀,晚期可用热敷加速炎症消失。急性期避免性生活及体力活动,因两者均可加重病情。急性期将中药如意金黄散用香油调匀,敷于阴囊上,可起到消炎镇痛效果。

3. **引流管处置** 因尿道内留置导尿管而引起睾丸炎及附睾炎者,应尽可能及早将导尿管拔除。必须通过导管引流尿液者,可选择耻骨上膀胱造瘘术。

怎样治疗腮腺炎性睾丸炎

腮腺炎性睾丸炎的治疗应包括:

1. 特异治疗　流行性腮腺炎是一种自限性疾病,抗病毒药无效,主要为对症治疗,并适当补充水分及营养,根据患者的咀嚼能力选择合适的饮食。对于流行性腮腺炎引起的睾丸炎,抗菌药物也是无效的。为使睾丸肿胀及疼痛得到缓解,可使用1%利多卡因20 ml作低位精索封闭,亦可改善睾丸血流,保护生精功能。当合并有细菌感染时,可适当选用抗生素治疗。

2. 一般治疗　卧床休息,局部冷敷及抬高阴囊,使用止痛药物及退热药物。

3. 其他　隔离患者至腮腺肿胀完全消退,易感儿童应检疫3周。

怎样治疗急性附睾炎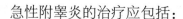

急性附睾炎的治疗应包括:

1. 抗生素的应用　非特异性急性附睾炎通常由肠道细菌或铜绿假单胞菌引起,多见于中老年男性。抗菌药物的选择应按细菌培养及抗菌药物的敏感试验来决定。若病情较轻,可口服复方新诺明片,2次/日,每次2片,共4周,特别对于伴有细菌性前列腺炎者更为有用。若局部红肿明显,血白细胞增多,体温升高,应静脉滴注抗生素至体温正常,再改口服抗生素。

2. 辅助治疗　急性期应卧床休息,用毛巾垫高阴囊,可以减轻疼痛。如附睾疼痛较重,可用1%利多卡因20 ml由睾丸上端处精索行局部注射,缓解症状,亦可用口服止痛及退热药物。早

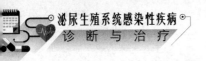

期可将冰袋放于附睾处以减轻肿胀,晚期可用热敷加速炎症消退。急性期将中药如意金黄散用香油调匀敷于阴囊上可起到消炎镇痛效果,并应避免性生活及体力活动,因两者均可加重病情。

3. **手术治疗**　绝大多数急性附睾炎经药物治疗后均可自行消失,但有3%～9%病例在急性期1个月后可形成脓肿。一旦脓肿形成,就需行脓肿切开引流,并积极换药,保持引流通畅,可加速疾病的治愈。

怎样治疗慢性附睾炎

慢性附睾炎的治疗应包括:

① 当慢性炎症有急性发作时,应适当使用抗菌药物,但附睾的瘢痕往往阻碍抗生素进入附睾组织。若合并慢性前列腺炎,应首选磺胺类及喹诺酮类药物口服,也可选用头孢菌素类、红霉素、多西环素等口服,疗程6～8周。对于抗菌药物治疗效果不佳者,可长期口服复方新诺明0.48 g/日,或呋喃妥因0.1～0.2g/日,不良反应较小,也不会产生耐药性。另外,中成药也是可选用的治疗方法之一,较常见的药物有六味地黄丸、癃闭舒胶囊等。

② 反复发作的来源于尿路炎症的慢性附睾炎可在非急性期行同侧输精管结扎术,或附睾及输精管切除。

怎样治疗阴茎头包皮炎

对阴茎包皮炎的治疗应包括：

① 阴茎头包皮炎时可用 1/5 000 高锰酸钾液浸洗并敷以消炎软膏。过敏性包皮龟头炎须口服抗过敏药物及外用可的松类软膏。

② 如因包茎或包皮水肿不能翻转浸洗、引流不畅，经一般治疗炎症仍不能消退时，可行包皮背侧切开术，待炎症完全消退后再行包皮环切术。为预防阴茎头包皮炎的发生，应经常清洗包皮和阴茎头，保持包皮囊内清洁和干燥，如有包皮过长或包茎时应行包皮环切术。

怎样治疗阴囊炎

对阴囊炎的治疗应包括：

① 凡由于核黄素缺乏引起的阴囊炎，口服维生素 B_2 10 mg、B_6 20 mg、B_1 20 mg，3 次/日，连续 2~4 周。局部外用药以硼锌糊加 10％黑豆馏油软膏等量混合外用最佳。复合维生素因含以上维生素较少，不宜用于治疗，只能用于预防。

② 禁止使用温热水洗烫阴囊，可以用冷水冲洗，冷水湿敷有止痒作用。禁食辣椒、酒及其他刺激性食物。改善饮食，多吃鸡

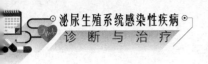
蛋、肉类、猪肝等,多食西红柿、胡萝卜有益于纠正核黄素缺乏。

应该怎样治疗泌尿男生殖系结核

　　泌尿系统结核病和男生殖系统结核病关系密切,它们都是全身结核的一部分,诊断、治疗要有整体观,不可轻易满足于单纯某一器官结核的诊断而延误整个系统乃至全身结核病的治疗。临床肾结核为进行性疾病,不经治疗不能自愈,死亡率很高。在抗结核药物问世以前,肾切除为肾结核的主要治疗方法,早日将患肾切除,才能阻止疾病的继续发展、恶化。直到1944年Waksman分离出链霉素后,才开始了结核病的化学治疗。药物治疗不仅使一些早期肾结核病变获得痊愈,而且可使不少患者免于手术治疗或缩小手术范围。泌尿男生殖系结核,无论病变在哪个部位,都要以药物治疗为基础,但药物治疗尚不能代替手术治疗。而对一些有手术指征的病例,目前仍需采用药物与手术的综合疗法,以达到缩短疗程,提高疗效的目的。同时要保证患者应有充分的营养和休息,除手术治疗者需住院外,一般均可在门诊治疗和观察。

　　药物治疗的前提为患肾功能尚好和尿液引流通畅。其适应证为:①临床前期肾结核;②单侧或双侧小病灶肾结核;③身体其他部位有活动性结核暂时不宜手术者;④双侧或独肾结核,属晚期不宜手术者;⑤患者同时患有其他严重疾病属手术禁忌;⑥配合手术治疗,在手术前、后应用。结核杆菌与其他细菌相比,更易产生耐药性,单用一种药物则耐药菌株产生更快。因此,选择药物治疗时必须坚持早期、定量、联合、定期和有规律更换用药五项基本原则,才能获得最佳疗效。

哪些药物可以治疗泌尿男生殖系结核,服用时应注意什么

目前,抗结核药物的种类很多。数十年来国内外均首选链霉素、异烟肼、对氨基水杨酸钠三种药物合用来治疗肾结核,它们被称为第一线抗结核药物,疗程一般需2年。其他药物被认为是二线药物,主要用于对上述三种药物有耐药、不能忍受或过敏者。1966年利福平问世,使抗结核治疗的效果和疗程有了新的转机。研究发现,联合应用利福平、异烟肼与吡嗪酰胺对结核杆菌具有强大的杀菌作用,使抗结核治疗的疗程由原来的2年缩短到4~6个月,所以又称之为"短程化疗"。

1. 异烟肼(INH)　对结核杆菌有抑制和杀菌作用,能消灭细胞内生长旺盛的结核杆菌,但对代谢生长缓慢及间歇繁殖的细菌,其杀灭作用不如利福平。对巨噬细胞内酸性环境(pH 5.5)中的结核杆菌不如吡嗪酰胺。口服吸收良好,毒性低,可以长期服用。主要不良反应为周围神经炎及肝功能损害。加服维生素B$_6$可防止周围神经炎的发生;转氨酶超过正常5倍时应停药,停药后肝功能即可恢复。用法:每日0.3 g,顿服。

2. 利福平(RFP)　于20世纪60年代普遍用于临床,能抑制

结核杆菌的 RNA 多聚酶,对结核杆菌具有很强的杀灭作用。RFP 为脂溶性,能穿透细胞膜进入巨噬细胞,杀死细胞内结核杆菌,亦可进入氧张力较低的干酪样病灶,杀死代谢低、生长缓慢及间歇性繁殖的结核杆菌。口服后吸收良好,组织穿透力强,组织中的浓度常超过血浆浓度,在尿中亦能维持灭菌所需浓度 36小时,对肾功能不良者,不引起蓄积。因 RFP 易与食物中蛋白质结合而降低疗效,故宜空腹服药,半小时后再进食。使用中很少出现耐药性。其毒性反应主要有肝功能损害和血小板减少等,因此,在用药时需定期作血清转氨酶检查和血小板计数。少数患者服用 RFP 可出现过敏反应或引起急性肾衰。服用 RFP 时,尿液和体液可变为橘红色。用法:成人体重 50 kg 以下全日量为450 mg,50 kg 以上全日量为 600 mg,分 1～2 次空腹服用。

3. 吡嗪酰胺(PZA) 为烟酰胺的衍生物,是一种老药新用,对结核杆菌有较强的杀菌作用,可杀灭巨噬细胞内酸性环境(pH5.5)中的结核杆菌。PZA 自尿中排出,半衰期为 9 小时,口服 1.0 g 后,可维持尿中杀菌浓度 36 小时。主要毒性反应是肝脏损害,可引起黄疸和血转氨酶升高和高尿酸血症。故应定期复查肝功。用法:用量为 500 mg,每日 3 次,口服。

4. 链霉素(SM) 对结核杆菌有杀菌作用,可进入结核空洞及干酪组织内,但不能进入细胞内,只能杀灭细胞外的结核杆菌。链霉素在 pH7.8 时疗效最好,故口服碳酸氢钠可增加疗效。肾功能不全时,药物蓄积易发生中毒,可损害第八对脑神经,如出现眩晕,若及时停药尚可恢复,耳聋往往为永久性,用药时应严密观察。本药亦可引起过敏反应、荨麻疹、药物热、口周麻木、关节痛,甚至剥脱性皮炎、过敏性休克,少数也可发生溶血性贫血、血小板减少性紫癜等,故注射前应作过敏试验。用法:每日1.0 g,肌内注射连续30~60 g,后改为每3日1.0 g,总量达120 g以上。

5. **乙胺丁醇(EMB)** 对结核杆菌亦有杀菌作用。有报道杀灭结核杆菌最快的药物为异烟肼,其次为EMB和利福平。EMB可阻止异烟肼耐药菌株的产生,并可杀灭细胞内、外的耐异烟肼及链霉素的结核杆菌,但当与利福平、异烟肼并用时,疗效未见明显增加。主要不良反应为球后神经炎,表现为视力模糊,中心暗点及色盲,停药后可恢复。用法:每日600~1 200 mg,分3次或1次口服。

怎样治疗肾结核

肾结核是一种进行性疾病,不经治疗不能自愈,死亡率很高。因此,在有效的抗结核药物问世之前,肾结核的主要治疗方法是肾切除。随着链霉素、异烟肼、对氨基水杨酸钠等抗结核药物的相继问世和广泛应用,使肾结核的疗效大为提高。药物治疗不仅使一些早期的肾结核病变获得痊愈,而且可使不少患者避免了手术治疗或缩小了手术切除的范围。肾结核是全身结核的一部分,治疗时应注意有充分的营养和休息,但并不主张完全卧床休息,可以适当做户外活动,以不感觉疲劳为度。

近年来,采用短程化疗进行抗结核治疗,不仅能较好地防止耐药菌的发生和结核病的复发,还可消除已对异烟肼和链霉素产生耐药的结核杆菌。短程化疗的具体方案为:化疗药物由利福平、异烟肼和吡嗪酰胺三种杀菌药组成,其剂量为异烟肼300 mg/日;利福平体重 50 kg 以下者 450 mg/日,50 kg 以上者 600 mg/日;吡嗪酰胺 25 mg/kg/日,或体重 50 kg 以下者 1.5 g/日,50 kg 以上者 2.0 g/日。吡嗪酰胺仅在头 2 个月服用,以后服用利福平、异烟肼 4 个月,总疗程 6 个月。也可应用利福平、异烟肼和吡嗪酰胺 2 个月后,改为间歇用药,利福平 900 mg,异烟肼600 mg,每周 3 次,连续 4 个月。服用上述药物时,应将全日剂量于饭前半小时一次服完。

药物治疗期间,应定期作尿常规、结核杆菌培养、结核杆菌耐药试验以及排泄性尿路造影,以观察治疗效果。肾结核药物治疗的停药标准为:①全身情况已明显改善,血沉、体温正常;②尿路刺激症状完全消失;③反复多次尿液常规检查正常;④尿浓缩法查抗酸杆菌,长期多次检查皆属阴性;⑤排泄性尿路造影检查病灶稳定或已愈合;⑥尿液培养,动物接种阴性;⑦全身检查无其他部位结核病灶。

对需要手术治疗的肾结核患者在手术前后均需进行一段时间的抗结核药物治疗。通常肾切除前需用药物治疗 2～3 周;对保留肾组织的手术,如肾病灶清除术、肾部分切除术、肾并发症的修复手术、输尿管梗阻的整形术、肠膀胱扩大术及膀胱瘘修复术等,术前药物治疗至少 1 月;术后应继续药物治疗 1 年以上。由于抗结核药物的不断发展,短程化疗改变了过去肾结核的外科治疗方案。过去认为必须手术的患者,现在可能采用药物治疗后治愈;必须行肾切除的患者,现在可能通过成形手术而将肾脏保留下来。

肾结核患者手术前应对整个泌尿生殖系做全面检查,了解肾功能情况和并发症,以便拟订一个全面的治疗和手术计划。其手术方式包括肾切除术、肾部分切除术、肾病灶清除术和肾盂、输尿管狭窄整形术 4 种。手术方式的选择取决于病变的范围、破坏的程度以及对药物的治疗反应。

怎样治疗输尿管结核

由于输尿管结核患者往往同时患肾结核,因此,输尿管结核的治疗往往与肾结核的治疗同时进行。主要包括:

1. **全身治疗** 包括休息、营养和适度的运动。

2. **药物治疗** 同样采用标准的抗结核药物治疗肾、输尿管结核。对于确诊的患者,无论其病变程度如何及是否需行手术治疗,均需按规定进行抗结核的药物治疗。必须坚持早期、联合、足量、足期和规律用药五项原则,才能取得最好的治疗效果,否则将功亏一篑。一般选用 2～3 种药物联合应用,可采用长程疗法,持续用药 18～24 个月。同时辅以维生素 B_6 每日 30～60 mg,防止异烟肼(INH)的神经系统不良反应。短程疗法 3～6 个月方案为头 2 个月为吡嗪酰胺(PZA)每日 25 mg/kg(每日最大剂量为 2.0 g),INH 300 mg/日,利福平(RFP) 450 mg/日,如肾脏和膀胱病变严重,则可加用链霉素(SM)肌注,每日 1.0 g;后 2 个月为 INH 600 mg,每周 3 次,RFP 900 mg,每周 3 次。其目的是尽快杀灭结核病灶中的结核杆菌,使病变组织修复,达到持久的临床治愈。抗结核治疗对早期输尿管结核有良好效果,但并不能完全防止输尿管狭窄的发生,部分病例在治疗期间会出现狭窄,因此,在抗结核治疗的同时,必须对患者进行严密观察,一旦发现输尿管狭窄,就应及时采取措施以避免患侧肾功能的丧失。曾有个别患者,因为疏于观察,结果导致输尿管完全闭塞、患侧肾功能丧失,这是非常可惜的。抗结核治疗的同时给予皮质激素可能会防止输尿管狭窄的发生,但如果已出现纤维性狭窄,皮质激素也无济于事。

3. **手术治疗**　手术治疗方式应根据狭窄部位以及肾脏功能情况而定。①输尿管结核引起的狭窄早期可行经尿道输尿管扩张术。②肾盂轻度积水而输尿管有明显狭窄者,可在抗结核治疗后手术切除狭窄段。狭窄段邻近膀胱者处理比较容易。可切除狭窄段后行输尿管膀胱再吻合术,效果一般都很好。③如输尿管狭窄段较长,而且有膀胱挛缩,可抗结核后在狭窄段上方行输尿管皮肤造口。如为孤立肾,且积水严重,也可选择肾造瘘术或输尿管皮肤造瘘术。④如输尿管狭窄段较长,但无严重的膀胱结核,肾功能未遭严重损坏者,可采用回肠段代输尿管术。⑤输尿管完全梗阻,肾功能丧失,对侧肾功能良好时,行患侧肾、输尿管切除。

怎样治疗膀胱结核

由于膀胱结核是泌尿系结核的一部分,治疗也应与整个泌尿系结核的治疗同时进行。随着高效抗结核药物的应用,大多数的膀胱结核随肾结核的治愈而治愈。只有在应用抗结核药物治疗无效的患者、一侧肾结核合并对侧肾积水时、部分严重的晚期膀胱结核引起膀胱挛缩及膀胱输尿管反流时才需要手术治疗。

手术方式要根据情况而定,主要有以下几种类型:

1. 膀胱镜下输尿管口切开、输尿管膀胱再植、膀胱壁瓣或回肠襻代替输尿管 适用于膀胱无挛缩,膀胱容量正常,单纯对侧输尿管被破坏而造成肾积水时。

2. 回肠膀胱扩大术、结肠膀胱扩大术 适用于膀胱已挛缩,对侧输尿管被破坏而造成肾积水时。

3. 膀胱全切术和(或)尿路改道 适用于膀胱严重挛缩、膀胱功能无法恢复的患者。

怎样治疗前列腺、精囊结核

前列腺、精囊结核的治疗和全身结核病的治疗方法相同,必须包括全身治疗和抗结核药物治疗。前列腺、精囊结核用抗结核药物治疗有较好的效果。治疗方法与肾结核的治疗相同,采用以异烟肼、链霉素、利福平等为主的 2 种或 3 种药物联合应用。一般经验认为,疗程为 6～12 个月。

治愈的标准是尿液或前列腺液结核杆菌涂片和培养均为阴性,泌尿生殖系统结核症状及体征全部消失。一般不考虑手术治疗。合并附睾结核时可行附睾切除术。

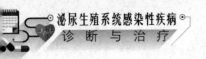

怎样治疗尿道结核

　　首先治疗泌尿生殖系结核,尿道结核才可能逐渐治愈。全身抗结核药物治疗方法同肾结核。

　　由于尿道结核引起的尿道狭窄范围一般比较广泛,治疗也就困难得多。尿道狭窄较轻者可定期行尿道扩张;不能进行尿道扩张或扩张效果不好的患者行膀胱造瘘;单纯前尿道狭窄者可行尿道成型术。尿道狭窄严重特别是全尿道狭窄者治疗有困难者需做尿流改道术。

怎样治疗附睾结核

　　治疗时应注意休息、营养,避免劳累。主要采取抗结核治疗方案。

　　1. *药物治疗*　使用抗结核药物进行治疗。

　　2. *手术治疗*　早期附睾结核采用药物治疗即可获得治愈。如果局部干酪样坏死严重,累及睾丸,病变较大并有脓肿形成或药物治疗效果不明显,则可在抗结核药物治疗3个月后行附睾切除。若睾丸也有病变,病变靠近附睾,则可连同附睾将睾丸部分切除。术中应尽量保留睾丸。附睾切除后,精囊和前列腺结核多能逐渐愈合。

对附睾结核形成脓肿,且与阴囊皮肤形成粘连及窦道者,在切除附睾的同时应同时切除与阴囊皮肤相连的窦道及部分阴囊皮肤。

怎样治疗尿源性脓毒血症

尿脓毒血症的治疗需要联合治疗,积极救治,包括维持血压、呼吸等生命支持、抗感染治疗和去除病因(解除尿路梗阻)等。

1. **维持呼吸循环稳定** 发病 6 h 是复苏的重要时间点,争取在这个时间内改善脓毒血症所致的循环低灌注状态,需要达到以下指标:中心静脉压 8~12 mmHg,平均动脉压 65~90 mmHg,中心静脉氧饱和度>70%,血细胞比容>30%,尿液>0.5 ml/(kg·h)。

2. **抗感染治疗** 在没有细菌结果前,经验性抗感染用药应选择广谱抗生素,剂量应足够,使用时间应在考虑为尿脓毒血症后 1 h 内,早期使用有效抗生素能改善生存率。后期根据病原学结果调整抗生素。

3. **去除感染源** 解除梗阻,引流尿液,有利于症状的恢复和缓解,这是治疗的关键组成部分,而且是绝对紧急的。

经验是存在梗阻的尿脓毒血症单纯通过药物极难控制,即使在生命体征不稳定的情况下及时解除梗阻,感染可得到迅速控制,但风险较大,操作前需得到患者家属充分的理解和配合。

在有效抗感染的基础上适量使用激素可改善尿脓毒血症的

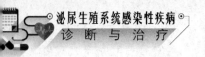

症状,但激素需在循环稳定、平均动脉压≥65 mmHg 下使用,通常使用氢化可的松。

4. 其他治疗措施 ①液体复苏首先考虑晶体使用维持血压,如果单用晶体使用不能维持血压,则和白蛋白联合进行治疗;②血管活性药物首选去甲肾上腺素,在心功能不全时选用多巴酚丁胺;③血红蛋白水平低于 7~9 g/dl 时应考虑输注血液制品;④机械通气装置:潮气量 6 ml/kg 和压力≤30 mm H_2O,高呼气末正压通气;⑤镇静药物应使用最低剂量,不使用神经肌肉阻滞药;⑥血糖水平目标≤180 mg/dl(10 mmol/L);⑦低分子肝素进行皮下注射预防深静脉血栓;⑧质子泵抑制剂预防应激性溃疡;⑨肠道营养应及早开始(<48 h)。

上尿路梗阻引起的脓毒血症如何治疗

上尿路梗阻的常见原因有输尿管结石和输尿管狭窄,包括输尿管管外压迫(如妊娠、盆腔肿瘤等),约1/10 的尿源性感染性休克与泌尿道梗阻有关,有梗阻的尿源性感染性休克的死亡率为 27.3%,无梗阻的为 11.2%。

对于合并梗阻的尿源性脓毒血症患者应在 12 小时内进行引流,引流方式主要是输尿管支架管置入术或经皮肾穿刺造瘘术,选择依据综合参考梗阻严重程度和患者的一般身体状况以及医生擅长的方式,争取以最短时间、最小损伤达到引流效果。

肾周渗出在尿路引流后会逐渐吸收,如合并肾周或输尿管周围脓肿,则需同时引流。

预防及保健篇

反复尿路感染的患者应该怎样注意个人卫生 ⊃━━

反复尿路感染的患者通常都能找到感染的原因,最好的办法是尽可能地去除导致感染的因素,这样就能从根本上防止尿路感染的复发。由于每位患者的情况各异,最好能引导患者自己寻找造成感染多发的原因。有不良排尿习惯的患者,只要纠正了这些坏习惯,尿路感染就不治自愈了。

在诸多需要注意的问题中,最重要的是增强自身抵御细菌感染的能力。其他需要注意的问题主要有:多饮水、不要憋尿、锻炼身体等。女性患者应该注意经期卫生;男性患者要注意洁身自好。

养成良好的饮水习惯很重要。如能在睡前饮水,饮水量以达到每天晚上起床排尿 2 次以上、不过于影响睡眠为度,就很好了。或者说"量出为入",即具体该喝多少水以达到尿液颜色清淡就可以了。

尿路感染患者为什么要多饮水 ⊃━

对尿路感染的患者,医生经常嘱咐其要多喝水。那么,多喝

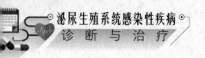

水对尿路感染患者究竟有什么好处呢?

其实,多喝水最明显的意义就在于对尿路起到一个冲刷作用。因为尿液中细菌繁殖的速度是以几何级数增加的。也就是2个变4个;4个变8个……试想,一个尿路感染的患者如果很长时间不排尿,那么他的膀胱里该会繁殖多少细菌啊!反之,只要多喝水,不断地稀释尿液并及时排出含有细菌的尿液,这样膀胱里细菌的数量就永远只能保持在一个相当低的水平,而不能兴风作浪了。当然,饮水的量还得有个度,即以排出的尿液清亮就行了。过多饮水不仅不会取得应有的作用,同时也稀释了抗生素在尿液中的浓度,反而会加重肾脏的负担,结果事与愿违。

有些患者不太喜欢饮水,总是要求医生给"吊盐水"。对此,我们认为这是很不理智的。试想同样 1 000 ml 液体,喝下去非常容易,但若要从静脉输进体内,起码要 2 小时。这样的流量怎么能够达到冲洗尿路里的细菌的作用呢?

至于喝什么水好,这倒没有什么特别的讲究。换句话说不管是什么水,不管它是饮料、茶水、汤、矿泉水,都行。只要自己喜欢,只要能增加尿量达到稀释尿液的目的就可以了。

育龄妇女在经期如何防范尿路感染

育龄妇女关注经期卫生对于预防尿路感染是十分重要的。由于经血是致病菌生长极好的培养基,如果经血管理不好,就一定会导致尿路感染的发生。

一是注意外阴清洁。行经时以淋浴、擦浴为宜，切勿盆浴。每日可用温水清洗外阴1～2次。

二是应注意月经用品的选择。月经用品并不是价格越贵质量就越好，也不是讲究品牌的。只要合适，以使用过程中不出现问题为原则。月经用品一定要及时更换。千万不要听从广告的宣传。对经血"宜疏不宜堵"，及时清理才是硬道理。物质不灭，任何卫生巾若以保持"不漏"为目的，其结果只能是引起尿路感染。尤其是经血量多的妇女，更应及时更换卫生巾。

三是月经期间应绝对禁忌性生活。否则，不仅仅是会引起急性膀胱炎，还会导致妇科疾病的发作。要求做丈夫的要体谅妻子的苦衷。

总之，月经期是妇女的"多事之秋"，一切均应谨慎为之。

性生活时如何预防尿路感染

既然有不少人在性生活后会出现尿路感染，那么做好性交前的准备工作就显得格外重要了。预防与性生活有关的尿路感染主要应注意如下几点：

① 夫妻双方性交前应做好会阴部的清洁工作。有条件时，可以先洗一个澡。沐浴时，男方应将包皮翻起，把包皮垢清洗干净。因为包皮垢内含有大量的细菌，常常是性交后妻子发生尿路感染的直接原因。女方则应将外阴部皮肤皱褶等隐蔽处清洗干净。女方在性交后若能及时解一次小便，就可以将侵入尿道

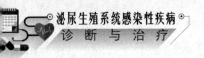
的细菌冲刷掉。性交结束后,局部清洗时应选用适宜的洗涤用品。

② 性交时应注意动作温柔,通过情感的交流,自然地达到性高潮。切忌为寻求快感而施以暴力,这不仅是对妻子的不尊重,还容易造成生殖器官的损伤。

③ 如因使用子宫帽等避孕工具或使用杀精子剂等原因而引起尿路感染,就应注意这些工具及药物的质量,必要时改变避孕方法。

④ 避免婚外性行为,减少与性传播疾病有关的尿路感染。

尿路感染患者能否过性生活

性生活是夫妻生活中十分重要的组成部分,关系到家庭的和睦与稳定。然而,许多女性的尿路感染却往往是在性生活之后发生的。因此,她们就像"叶公好龙"那样,既想过性生活,又惧怕性生活。那些性交后反复多次发生尿路感染的妇女则更是如此。更有甚者,有的妇女干脆对自己的丈夫挂起"免战牌"了。

其实,性生活之后出现尿路感染的罪魁祸首并不在于性生活本身,因为阴道作为性交的器官,本身就拥有抵御细菌侵入的能力。之所以在性生活后出现尿路感染总还是有一些其他的原因,如身体抵抗力降低、女方生殖器官存在一定的缺陷、性交时动作不当造成尿路的损伤等。只要对这些问题引起充分的重视并采取一些预防措施,就可以避免今后再发生尿路感染。

当然,如果尿路感染的症状(如:尿频、尿急、尿痛,或发热、腰痛)比较严重,或者女方身体条件比较差,不愿过或不能过性生活,那么在一段时间里减少乃至避免性生活是必要的。在这段非常时期里,丈夫对妻子的关心和爱护,妻子是会铭记在心的。等身体康复后,一定会重新开始新的生活。

那么,得了尿路感染之后,什么时候才能恢复性生活呢?①经过积极的治疗,待尿培养3次转阴后即可恢复性生活;②如果尿路感染的感染源来自丈夫,在男方进行适当的检查和治疗并证实已经治愈后才能恢复性生活。不然的话,男方就应该在性交时应用避孕套以防止女方尿路感染。

怎样预防性生活以后的尿路感染 ⊃———

性生活后出现尿路感染的问题常常困扰着一些妇女。有些妇女经常在性生活后出现急性膀胱炎,感到十分痛苦。其实,只有做好一些防范工作,性生活后的尿路感染是完全可以避免的。预防性生活以后的尿路感染的方法主要有:①注意个人卫生,特别是在性交前清洗阴部,这是一项简单易行的措施。尤其是外出旅行结婚的新婚夫妇更应注意;②避免月经期性交;③性生活后及时排尿,这也是一件简单可行且十分有效的方法;④对确因性生活而经常发生尿路感染的妇女,必要时可于性交前或后口服一种抗菌药物。通常选用诺氟沙星或氧氟沙星,也可服用宁泌泰胶囊。

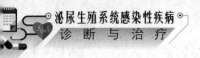

应该怎样预防蜜月性膀胱炎

蜜月性膀胱炎是女性在蜜月期间易患的疾病,常因性交后细菌由尿道逆行向上而发生感染,所以预防膀胱炎的关键有如下几个方面。

① 保持会阴部的清洁卫生。穿棉质的内裤,且勤换内裤、常清洗。

② 注意性交卫生,每次性生活后宜排尿一次;在膀胱炎治疗期间,不要有性行为。

③ 不要养成憋尿的坏习惯,每隔2~3 h就应该小便一次。每次排尿宜排尽,不让膀胱有剩余尿。

④ 注意经期卫生,新婚伊始,男方比较容易冲动,动作比较猛烈,很容易对女方造成不同程度的损伤,故经期千万不可有性交。

⑤ 喝足够的水是预防膀胱炎的关键。把每天喝6~8杯的白开水当作是健康饮食的一部分。

⑥ 避免刺激物。不要在阴部周围使用油脂品、女性卫生喷雾药或者爽身粉,并且不要用任何的化学剂去冲洗阴部。避免使用淋浴油或泡沫澡。

⑦ 大便后的擦便方式,必须是从前向后,以免阴道口受细菌感染。

对于未婚同居、青少年的性行为等足以引起"蜜月性膀胱炎"的对象,应该加强性知识的教育,以免造成不可挽回的后果。

绝经期后的妇女应如何预防尿路感染

更年期、绝经期的妇女预防尿路感染应注意如下几点:①女性尿道短而宽,长约 3.5 cm,括约肌薄弱,细菌易侵入,加之女性尿道口与阴道及肛门靠近。所以应注意外阴清洁,有良好的擦便习惯,大便后由前向后擦肛门,不会将细菌带入尿道口周围,造成感染。②性交时尿道内口位置内移,尿道过短者,细菌易进入膀胱,所以性交时间不宜过长。③体内雌激素水平严重降低,易引起萎缩性膀胱炎。所以不要用任何的化学剂去冲洗阴部。避免使用淋浴油或泡沫澡。④反复尿路感染者要检查是否存在膀胱颈部梗阻,剩余尿增多,甚至发生肾盂积水,易造成细菌感染,必要时需手术治疗。⑤不要养成憋尿的坏习惯。⑥喝足够的水。

老年人怎样预防尿路感染

尿路感染为老年患者常见病,患病率 1.6%～43.3%,在老年感染性疾病中仅次于呼吸道感染。一般多见于女性,但 65 岁以后男性患者显著增加,男女患病率几乎相等。预防老年患者的尿路感染就成为一个十分重要的问题了。对预防老年人尿路感

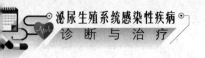

染的对策主要有：

① 对因种种原因需要长期卧床患者的排尿情况，需加强观察，发现问题并做出相应的处理。

② 鼓励患者多饮水，以使尿色能达到清亮为度。一般以每天 2 000 ml 为好。

③ 对已留置导尿管或耻骨上膀胱造瘘管的患者，更应该加强留置导尿管的管理。要妥善固定好导管，采用封闭式引流装置，保持引流畅通；每日进行插管部位皮肤和各接头处的消毒；及时发现插管局部有无渗出物和红肿，尽量缩短留置导管的时间。

④ 对有压力性尿失禁的老年妇女，应鼓励并指导其积极进行功能锻炼。其一为坚持盆底肌群的训练。每晚睡前做床上肛门会阴收缩运动(腹部、会阴、肛门同时在吸气时收缩)这些活动可促进松弛的膀胱基底和尿道筋膜张力增加。其二为膀胱功能训练，在下腹膀胱区适度的叩打，再用手加压，同时嘱患者做腹部加压，指导患者自行排尿。

⑤ 老年女性患者要注意外阴部清洁，定时清洗，勤换内裤，预防逆行感染。同时，对有尿急、尿频的老人，要注意排尿安全，加强巡视，夜间应将便器放置在易取处，以防坠床或跌倒。

为什么女性不宜采用盆浴

随着人民群众生活水平的不断提高，尽管许多家庭都拥有了淋浴设备，但仍有不少家庭使用浴缸，并有泡澡的习惯。也有不少妇女(特别是老年妇女)仍在使用盆浴。由于女性的尿道短,且直而宽,尿道口的直径大,尿道括约肌的力量较弱,这种特殊的局部结构特点使得女性较男性更易引起尿路感染。在泡澡或盆浴时,洗澡水很容易逆行进入膀胱。这就是女性进行盆浴容易造成尿路感染的原因。有人曾经做过一个试验,让一个妇女坐在一盆蓝色的水中5分钟后,然后站起来并洗净其外阴部,再用导尿管引出尿液。此时发现她的尿液已染上蓝色。这就说明有水逆向进入了膀胱。因此,我们建议妇女在洗澡时尽量采用淋浴。实在没有淋浴条件时,可在浴盆里放一个小板凳,使尿道口的位置高于水平面。这样就能防止尿路感染的发生。

糖尿病患者怎样预防尿路感染

随着人民生活水平的提高,我国糖尿病的发病率迅速上升。糖尿病患者一旦出现尿路感染,治疗往往相当困难。另一方面,由于糖尿病患者尿液中高浓度尿糖有利于细菌的生长和繁殖,使尿路感染成为糖尿病的常见并发症之一。此外,尿路感染又可以使糖尿病的病情加重。因此,糖尿病患者如何预防尿路感染就是一个十分重要的课题。预防糖尿病患者发生尿路感染的主要措施有:

① 积极治疗糖尿病,尽可能将血糖降至正常水平,尿糖转为阴性或微量,这是预防尿路感染的关键措施。

② 当尿检 pH 偏低,尿液呈酸性时,可饮用矿泉水或口服碱

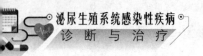

性药物如碳酸氢钠,以碱化尿液,创造一个不利于细菌生长的环境。

③ 糖尿病患者要特别注意外阴局部卫生。

④ 适当增加饮水量以冲洗尿路。有尿时及时排空,不给细菌停留、寄生、繁殖以可乘之机。

⑤ 晚期糖尿病患者常合并神经源性膀胱,膀胱内会有一定量的剩余尿,这也是尿路感染发生的诱因,对此应予以重视及治疗。

经直肠前列腺穿刺活检患者应该怎样预防尿路感染

前列腺穿刺活检是指应用穿刺针从前列腺中获得前列腺组织的一种微创技术,它是确诊前列腺癌最重要的检查方法。它可以经会阴途径进行;也可以经直肠途径进行。人们一般比较关注前列腺穿刺活检后是否会导致肿瘤的扩散,而不太注意其合并尿路感染的可能性。尽管目前在 B 超引导下进行前列腺穿刺活检可以做到定位十分准确,手术操作的安全性也很高,但也不可避免地会发生一些并发症,特别是经直肠途径操作的病例。除了出血等并发症外,由穿刺活检造成的尿路感染也时有发生,一旦发生尿路感染,还会影响到随后根治性前列腺切除术的实施,故需要引起大家的重视。一般可在术前给患者口服甲硝唑片并做好肠道准备,术后再服用 1～2 天,并嘱患者多饮水。

长期留置导尿（或膀胱造瘘管）的患者如何预防尿路感染

正常人的尿道都有健全的机制，以抵御尿道外口周围细菌的侵入。然而，临床上有很多情况需要通过导尿管或耻骨上膀胱造瘘来协助排尿。例如急性尿潴留、涉及尿道的成型手术后作为支架、危重患者在抢救过程中观察尿量、前列腺手术后冲洗膀胱、妇科手术及分娩时等。因为要从体外将导尿管置入体内，留置导尿就不可避免地破坏了尿路本身的防御机制，增加了尿路感染的机会，这也是院内感染的一个最常见的原因。据统计，插一次导尿管发生尿路感染的机会约2％，而在孕妇或卧床者可达15％，留置导尿管1天，其感染的机会达50％，留置3～4天即可达90％。

在这种情况下，预防尿路感染就成为一个亟待解决的问题。通常我们可以采取下列措施：

1. **嘱患者多饮水以增加尿量** 这样才能稀释尿液中细菌的浓度，降低合并尿路感染的可能性。喝水的量以保持导管内的尿液清亮为度。

2. **及时清洁尿道外口** 可用聚维酮碘等清毒液定期擦净尿道口、清除尿道口的分泌物。

3. **妥善固定导尿管** 避免导尿管来回移动，把细菌带入尿道内，更要防止导尿管从膀胱内脱出。因为导尿管一旦脱出，就

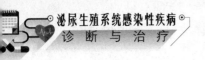
需要重新放置,这不仅增加了费用,也给患者带来额外的痛苦。与导尿管连接的尿袋应该悬挂在床沿下,引流管不能有张力。这样患者在床上活动时就不会经常拉拽造瘘管。而且,平时在搬动患者、扶患者起床、翻身时,都要记得造瘘管的存在。不能因为动作过大,造成造瘘管脱出。对可以自己行走的患者时,集尿袋要固定在靠近造瘘口的部位并固定在衣服合适的位置上,这样做就可以避免因为活动时不小心将造瘘管拉出的情况发生。

4. **要保持导尿管的通畅**　对各种原因造成的导管堵塞,需要及时处理。否则,膀胱内的尿液会溢出并污染被褥。造成导管堵塞的原因及对策有:①导管打折。由于导管的质量或其他问题会造成导管的打折,只要及时发现并弄直导管即可。②膀胱内的血块、脓块或脱落的坏死组织会堵塞导管。可以先用手挤捏造瘘管,以疏通导管。如无效,就要用无菌注射器和生理盐水冲洗导尿管。冲洗时应注意压力要适当。如果发生冲洗液只进不出的情况,就必须及时处理,以免发生膀胱破裂的结果。

5. **及时更换导尿管**　长期放置导尿管或膀胱造瘘管的患者经常会出现尿液浑浊,这主要与尿路感染以及导管本身对膀胱的刺激有关。故应定期做膀胱冲洗。有条件的话最好每日冲洗两次,这样可以有效地预防尿路感染和造瘘管堵塞。定期更换导管也是预防感染的重要方法。通常每个月更换导管一次,而集尿袋每周更换二次(夏天应勤换)。

6. **可能还会遇到其他的问题**　关键在于要增强家属及医护人员的责任心,把出现问题的可能性降到最低。

膀胱肿瘤患者进行药物灌注治疗时
怎样预防尿路感染

为预防膀胱肿瘤患者术后复发,常需进行相当时间的药物灌注治疗。在灌注药物时,有的是直接从尿道口注入药物;有的需先插入导尿管,再经导尿管注入药物。但不管采用哪种方法,治疗的操作都存在使细菌进入膀胱的机会。一旦发生尿路感染,不仅增加了患者的痛苦,更重要的是它会延误膀胱肿瘤的治疗。那么,怎样才能预防尿路感染的发生呢?

① 增加患者抵御尿路感染的能力。可在灌注治疗前预防性地服用一些抗生素。

② 注意无菌操作,尽可能降低因为操作造成细菌污染的机会。应用润滑剂以减少操作造成对尿道黏膜的损伤。

③ 排出药物后要尽可能多喝水,将逆行进入膀胱的细菌冲出膀胱。

④ 每次灌药前作一次尿常规检查,如已发生尿路感染,就应暂停灌药,并给予抗菌治疗。必要时还要作尿液的细菌学检查,以选择敏感抗生素进行治疗。

长期卧床的患者如何预防尿路感染

对因各种疾病所致的长期卧床的患者来说,尿路感染也是

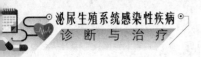
一件十分头痛的事。这些患者包括截瘫患者、需要卧床休息的骨折患者、重度营养不良患者等,都需要认真处理才是。老年人因为脑血管疾病引起的卧床不起的情况也不少见。脑血管病常造成老年人长期卧床,有严重尿失禁并合并有压疮者,为保护皮肤,促进褥疮愈合需留置导尿管。留置导尿管不仅损伤尿路黏膜,也破坏了机体的防御屏障,从而造成感染的机会增多。最关键的是要处理好导尿管的管理问题,这是预防尿路感染的极其重要的措施。多喝水、勤翻身、适当做些床上运动都会增加机体自身的抵抗力,以利于身体的康复。

卒中患者如何预防尿路感染

卒中(中风)患者出现尿路感染的可能性非常大。一组对120例卒中患者的统计表明,出现有症状的尿路感染者占27.3%,无症状细菌尿者占11.8%。其中需要留置导尿者占50%。由此可见,对卒中患者如何有效地预防尿路感染是一个需要认真对待的医疗问题。

一部分卒中患者由于中枢神经系统病变造成的后果,只能长期卧床,严重者连大小便都不能自理。一部分患者表现为尿失禁;另一部分患者则表现为尿潴留。男性患者还可以应用避孕套或集尿器等其他装置来收集尿液,女性患者则麻烦多了。另外,粪便的污染大大增加了发生尿路感染的机会。因此,如何预防尿路感染就成为一个亟待解决的难题。作为解决问题的一个重要措施就是留置导尿。对留置导尿患者的管理,前面已经述及。此外,还应在抓紧患者康复治疗的同时进行适当的行为训练,部分条件允许的患者可以通过植入膀胱起搏器进行骶神经调控,尽可能地恢复自行排尿。

酸果蔓汁对预防尿路感染有什么作用

摄入酸果蔓汁(cranberry juice)含有大量的黄酮类化合物(原花青素),可以酸化尿液。它还能排入尿液中,附着于尿路上皮细胞上的细菌纤毛受体,预防细菌的黏着。

多数细菌生长繁殖的最佳环境酸碱度为中性或弱碱性(pH 7.2~7.6),每天 50 ml 浓缩的酸果蔓汁(6 个月)能够酸化尿液,明显降低复发性尿路感染发生的危险。

在妊娠 16 周的妇女中,酸果蔓汁也有抵御尿路感染及细菌尿的作用。对性活动期妇女预防复发性尿路感染也有作用。

育龄期妇女预防尿路感染的饮食因素:新鲜的果汁,特别是草莓汁和酸奶可降低复发性尿路感染的发生率。

夏季旅游时应怎样注意预防尿路感染

盛夏季节,气温虽然很高,但出门旅游却有许多有利条件。由于可以轻装上阵,更挡不住人们举家外出旅游的积极性。但

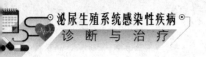

是,夏季外出旅游也有一定的缺点,不少人(特别是女性)会出现急性尿路感染,弄得十分尴尬。

夏季旅游时,由于天气炎热,出汗比较多,加上旅途劳累,卫生条件不好,身体皮肤皱褶多的部位(特别是会阴部)就会积聚很多细菌。身体抵抗力下降时,这些细菌就会乘虚而入。如不注意个人卫生(特别是经期卫生),就很容易造成尿路感染。因此,在夏日的旅游过程中,一定要注意劳逸结合,白天要多饮水,保证一定量的排尿量。回到宾馆后要洗个澡,特别要注意隐私部位的清洁卫生。这样做既可使全身肌肉得到充分的放松,又能保持身体清洁。特别是在每次性生活以后要立刻排一次小便,这样,就可以避免发生尿路感染或急性膀胱炎了。一旦出现急性膀胱炎的症状,也不必紧张,只要身边带有诸如诺氟沙星或氧氟沙星之类的抗生素,就可以先服药,等回家后再到医院做进一步的治疗。

必须指出的是,急性膀胱炎可以发生在任何年龄的女性身上,尤其容易发生在新婚夫妇中,这就是我们前面提到的"蜜月性膀胱炎",这应该引起女同胞们的注意。

碳酸氢钠片是怎样碱化尿液
辅助治疗尿路感染的

在尿路感染的治疗中,患者除了多喝水、口服抗生素,有时可以口服碳酸氢钠片碱化尿液。尿路感染时尿中的 pH 可能小于 5.5, 甚至小于 5, 这时就可以口服碳酸氢钠碱化尿液, 使尿 pH 维持在 6.2 到 6.8 之间。人体的胃液是呈酸性的, 而碳酸氢钠片是碱性的, 那我们吃下去的碳酸氢钠片不是在胃里就被胃酸中和了吗？它又是怎样达到碱化尿液的作用呢？

首先, 人体是一个有机的动态平衡, 人体内的酸碱平衡就像天平一样, 可以维持动态调节。如果体内的酸多了, 人体就会想方设法地排出酸, 或者生产碱, 来中和掉多余的酸; 同样, 当人体内的碱多了, 人体也会想方设法地排出碱, 或者生产酸, 来中和多余的碱, 以此来使人体始终处于一个酸碱平衡的状态。而参与排酸或排碱最重要的一个器官就是肾脏。

当口服碳酸氢钠后, 一部分碳酸氢钠会在胃液里与胃酸中和, 消耗掉一部分胃酸, 这会导致人体胃酸分泌的增加, 消耗体内的氢离子, 导致血液中碱性物质增多, pH 增高; 而另一部分未被胃酸中和的碳酸氢钠会继续进入小肠, 在小肠被人体以碳酸氢根离子的形式吸收进入血液, 人体内偏碱性, 人体的酸碱平衡被打破了。为了维持酸碱平衡, 肾脏会过滤掉大量碱性物质并随尿液排出, 尿液的 pH 升高, 尿液就会比平常更偏碱性, 尿液因此被碱化了。

为什么碱化后的尿液能辅助治疗尿路感染

在临床中, 尿路感染大多是因为细菌的入侵所致, 其中约 $60\% \sim 80\%$ 是由于大肠埃希菌导致, 其次为变形杆菌、粪链球菌、葡萄球菌等。在细菌的生长繁殖过程中,细菌需要一个稳定的酸碱环境,多数细菌生长繁殖的最佳环境 pH 为中性或弱碱性(pH 7.2~7.6)。当尿液被碱化后,泌尿生殖道里的 pH 酸碱度发生改变,泌尿生殖道的环境就不再适合细菌的生长繁殖。加上多喝水,尿液多,会不断地冲刷泌尿生殖道,细菌定植的难度增加。再加上抗生素的共同作用,杀灭引起尿路感染的细菌,从而治愈尿路感染。

健康中国·家有名医丛书
总书目

第一辑

1. 下肢血管病诊断与治疗
2. 甲状腺疾病诊断与治疗
3. 中风诊断与治疗
4. 肺炎诊断与治疗
5. 名医指导高血压治疗用药
6. 慢性支气管炎诊断与治疗
7. 痛风诊断与治疗
8. 肾衰竭尿毒症诊断与治疗
9. 甲状腺功能亢进诊断与治疗
10. 名医指导合理用药
11. 肾脏疾病诊断与治疗
12. 前列腺疾病诊断与治疗
13. 脂肪肝诊断与治疗
14. 糖尿病并发症诊断与治疗
15. 肿瘤化疗
16. 心脏疾病诊断与治疗
17. 血脂异常诊断与治疗
18. 名医教你看化验报告
19. 肥胖症诊断与治疗
20. 冠心病诊断与治疗
21. 糖尿病诊断与治疗

第二辑

1. 尿石症诊断与治疗
2. 子宫疾病诊断与治疗
3. 支气管哮喘诊断与治疗
4. 胃病诊断与治疗
5. 盆底疾病诊断与治疗
6. 胰腺疾病诊断与治疗
7. 抑郁症诊断与治疗
8. 绝经期疾病诊断与治疗
9. 银屑病诊断与治疗
10. 特应性皮炎诊断和治疗
11. 乙型肝炎、丙型肝炎诊断与治疗
12. 泌尿生殖系统感染性疾病诊断与治疗

13. 呼吸道病毒感染诊断与治疗

14. 心血管内科疾病诊断与治疗

15. 老年眼病诊断与治疗

16. 肺结核病诊断与治疗

17. 斑秃诊断与治疗

18. 带状疱疹诊断与治疗

19. 早产儿常见疾病诊断与治疗

20. 儿童佝偻病、贫血、肥胖诊断
    与治疗

21. 儿童哮喘诊断与治疗

22. 皮肤溃疡诊断与治疗

23. 糖尿病视网膜病变诊断与治疗

24. 儿童性早熟诊断及治疗

25. 儿童青少年常见情绪行为障碍
    诊断和治疗

26. 儿童下肢畸形诊断和治疗

27. 肺癌诊断与治疗